Spécificités africaines du cancer de la prostate et controverses autour du dépistage

Éthique et pratique médicale

fondée par Richard Moreau

Collection dirigée par Roger Teyssou

La collection « Éthique et pratique médicale » est une tribune qui permet à tous les acteurs du monde de la santé, professionnels, enseignants, administrateurs, économistes et patients d'exposer leurs opinions, de décrire leur expérience et de proposer des solutions aux problèmes posés par une profession en pleine mutation, et ce en toute indépendance et en conformité avec la déontologie et les bonnes pratiques médicales.

Dernières parutions

Ali RECHAM (dir.), *Le corps comme laboratoire,* 2025.
Pauline HAULTCOEUR, *Stop la prise de tête avec mon assiette ! Mon histoire à propos des Troubles du Comportement Alimentaire (TCA)*, 2025.
Jean-Michel PELLAT, *La matière et son éminence grise. Des expériences de mort imminente à l'énigme de la conscience*, 2024.
Roch MYLAN ETOU, *Honneurs à la mathématique, Regard épistémologique sur la mathématique*, 2024.
Pierre-Marie TEBEU, *Mes grands pas en gynécologie*, 2024.
Pierre-Marie TEBEU, *Mes grands pas en obstétrique*, 2024.
Sophie GUGLIELMONI, *Soutenir les mineurs isolés face au psychotraumatisme. Une éthique relationnelle à l'aide sociale à l'enfance,* 2024.
Marie-Caroline LAÏ, *Éthique, Intelligence Artificielle et santé. Pour la construction d'un cadre éthique opérationnel*, 2024.
Jacques JAUME et Nathalie RIVIÈRE, *L'Accompagnée*, 2024.
Éric BASEILHAC, *Mythologie du médicament*, 2024.
Mohamed Naceur KRIFI, *L'Homo-cobayeur. Expérimentations médicales* in*humaines*, 2024.
Olivier NKULU KABAMBA, *Le cancer et la sorcellerie. Narration d'un malentendu étiologique et clinique en médecine*, 2024.
Jacques JAUME et Nathalie RIVIÈRE, *Voyage au cœur du deuil,* 2023.

Francine Kyabu Kyamanga

Spécificités africaines du cancer de la prostate et controverses autour du dépistage

Une revue de littérature

Préface du professeur Félix Wiseman

L'Harmattan

Du même auteur

Le paludisme. Connaissances de base / Éco-épidémiologie / Recherche / Vaccins, L'Harmattan, 2022.

« Le paludisme : cause, symptômes, diagnostic, traitements et prévention », in *Le paludisme. Connaissances de base / Éco-épidémiologie / Recherche / Vaccins*, L'Harmattan, 2022.

« Le cancer de la prostate comme problème de santé publique en Afrique subsaharienne », in Olivier Nkulu Kabamba (dir.), *Les menaces contre la procréation en République démocratique du Congo. Études pluridisciplinaires*, L'Harmattan, 2024.

5-7, rue de l'École-Polytechnique - 75005 Paris

www.editions-harmattan.fr

ISBN : 978-2-336-53194-6
EAN : 9782336531946

Préface

La maladie a comme nature première d'abîmer la santé du corps humain jusque parfois de l'amener à la mort. Du seul fait que les humains ont eu l'intelligence d'étudier la maladie dans ses variantes, ils se sont aussi donné les moyens de savoir comment l'éviter (la prévention), et de savoir comment la soigner (le traitement). La médecine dans ses variantes pratiques a pour vocation de soulager, de soigner et de réparer ainsi que de guérir la maladie. Le cancer de la prostate dont s'occupe Docteure Francine Kyabu Kyamanga dans ce livre est une des maladies chroniques dont la morbi-mortalité est bien documentée. La revue de littérature qu'elle en fait de manière brillante et pertinente dans cet ouvrage le démontre à suffisance. C'est une des maladies dont la littérature scientifique alerte sur les voies de comment la détecter précocement afin de mieux la soigner. Le dépistage reste à ce jour la voie indiquée pour atteindre cet objectif.

En ayant le souci de faire découvrir « **les spécificités africaines du cancer de la prostate** », Docteure Francine Kyabu Kyamanga fait un clin d'œil judicieux à un domaine scientifique interdisciplinaire intéressant à savoir « la géographie des maladies ». La géographie d'une maladie n'est pas que corporelle (quelle partie géographique du corps est atteinte), elle est aussi spatiale ou planétaire (dans quel endroit du monde sévit la maladie). Les humains, au nord et au sud, à l'est et à l'ouest de notre planète ne sont pas affectés de la même façon par une même maladie. Les hommes ne sont pas affectés de la même manière par le cancer de la prostate selon qu'ils vivent en Europe, en Amérique du Nord ou en Amérique du Sud, en Asie ou en Afrique. Les études exploitées par Docteure Francine Kyabu Kyamanga le montrent à suffisance, le cancer de la prostate n'affecte pas les hommes de la même manière qu'ils soient caucasiens, africains ou asiatiques. La littérature scientifique relevée dans cet ouvrage indique que les hommes d'origine africaine (notamment afro-antillaise) ont un risque de développer un cancer de la prostate plus important que les personnes de type caucasien (les hommes blancs), elles-mêmes étant plus à risque que les Asiatiques. Le grand intérêt de cet écrit de Docteure Francine Kyabu Kyamanga est d'avoir rassemblé ce qui constitue les caractéristiques particulières des réalités qui entourent cette affection en Afrique subsaharienne, et par-delà, qui entourent les Africains et les Afro-ascendants où qu'ils vivent dans le monde. Leur grande vulnérabilité au cancer de la prostate intéresse énormément les recherches scientifiques, surtout en génétique. Cet écrit de Docteure Francine Kyabu Kyamanga a le mérite d'indiquer que les soins du cancer de la prostate qui affecte de manière importante les hommes d'origine africaine (notamment afro-antillaise) doivent trouver des protocoles adaptés à cette catégorie de personnes.

Nous arrêtant aux différents aspects soulevés par Docteure Francine Kyabu Kyamanga comme « **spécificités africaines du cancer de la prostate** », il nous semble pertinent de noter que son écrit qui évoque dans ses conclusions une approche intégrée et une approche interdisciplinaire peut trouver une place pertinente dans la « géographie des maladies » ou mieux dans « la géographie de la santé ». La géographie des maladies est une branche de la géographie de la santé qui étudie la distribution sociale et spatiale des pathologies. Il nous semble à bien des égards que l'ouvrage de Docteure Francine Kyabu Kyamanga attire particulièrement l'attention sur cette notion de la géographie de la santé ». On peut retenir ceci : la géographie de la santé recoupe plusieurs pans de la géographie. Elle se situe à la croisée de la géographie des maladies et de la géographie des soins. Elle a pour objet l'analyse sociale et spatiale de l'offre de soins et du recours aux soins, des inégalités de santé des populations, des déterminants de santé susceptibles de contribuer à la promotion ou à la dégradation de leur santé, de la distribution des maladies. Elle situe la pathologie et le malade dans son espace global en analysant le rôle et les conséquences des faits de santé sur l'activité humaine.

Dans cet écrit, les différents aspects relevés par Docteure Francine Kyabu Kyamanga peuvent aussi s'inscrire dans ce vaste champ de la géographie des maladies, de la géographie des soins ou encore de la géographie médicale, de la géographie de la santé. Derrière ces diverses démarches, on trouve le même questionnement : **quel est le rôle pathogène du milieu et quelles sont les conséquences d'une mauvaise santé sur l'environnement social, matériel, sur les activités et sur la maîtrise de l'espace ?** À ces questions s'ajoute le problème de l'équité et des logiques d'implantation des structures sanitaires.

« **Les spécificités africaines du cancer de la prostate** » présentées par Docteure Francine Kyabu Kyamanga apportent bien de l'eau au moulin de la géographie des maladies, à celui de la **géographie des soins et des services de santé, ainsi que de la planification sanitaire. On croise les aspects de ces domaines scientifiques dans les éléments soulignés par** Docteure Francine Kyabu Kyamanga en ce qui concerne le cancer de la prostate en Afrique : (1) la grande vulnérabilité des Africains à ce cancer ; (2) c'est le premier cancer masculin en Afrique ; (3) c'est un cancer qui touche de plus en plus des jeunes hommes en Afrique ; (4) l'absence ou l'insuffisance nocive du dépistage ; (5) le tourisme médical que ce cancer entraîne.

Les éléments (1), (2), (3) touchent particulièrement au domaine de la géographie des maladies. Le constat de l'inégale répartition des maladies et la recherche des facteurs étiologiques (étude des causes des maladies), ainsi que le rapport entre milieu social et état de santé, sont bien présents dans ces points relevés par Docteure Francine Kyabu Kyamanga. Au départ, la géographie des maladies se rapproche de la démarche épidémiologiste (méthode d'étude de la distribution et des déterminants des maladies dans les populations humaines). Les géographes des maladies ont en effet trouvé leur place à côté de l'épidémiologie dans l'étude de la place et du rôle des différents facteurs pathogènes afin de délimiter des populations dites à risque, mais en accordant à l'espace la priorité absolue. Leur première perspective d'étude touche les facteurs exogènes (qualité de l'eau, conditions climatiques...) qui ne concernent en fait que la pathologie parasitaire et infectieuse. Or, il demeure que de nombreuses pathologies ont une origine sociale, économique et culturelle et dépendent de comportements collectifs ou individuels (alimentaires, sexuels...). La perspective est ainsi élargie, d'autant plus que l'on admet aujourd'hui que la maladie est le produit de multiples facteurs. Dès lors, on peut élargir la géographie des maladies à l'étude du système pathogène en fonction des facteurs dominants : « écopathogène » (maladies comme le paludisme), « sociopathogène » (cancers, toxicomanie, suicides...). Ainsi, le géographe des maladies traduit par la carte la fréquence de la maladie, sa répartition et les composantes de son système pathogène afin de poser des hypothèses étiologiques : « pourquoi ici et pas ailleurs ? », question fondamentale... cependant, la géographie des maladies se heurte au problème de la collecte des données et de leur fiabilité particulièrement dans les pays en voie de développement.

Les éléments (4) et (5) touchent particulièrement au domaine de la **géographie des soins et des services de santé, ainsi que de la planification sanitaire :** inspirée par l'attention croissante des politiques gouvernementales de l'État à l'égard de la santé des populations, cette géographie a pour motivation l'étude de la répartition des ressources sanitaires par rapport aux besoins de santé de la population. On y trouve plusieurs démarches, notamment : celle de la mesure de la densité de l'appareil de soin et du personnel médical en vue de déterminer l'**accessibilité** potentielle d'une population et le taux d'encadrement sanitaire. (constat d'inégalités) ; ou encore, celle de la mesure du recours effectif de la population. D'autre part, cette géographie se fonde sur un concept largement subjectif, « **les besoins de santé »,** qui varient en fonction du milieu socio-culturel par exemple. On peut ici évoquer l'exemple des grandes inégalités de la consommation médicale. Ainsi, le recours effectif aux soins n'est pas forcément lié avec l'accessibilité des services. Cette ambiguïté de la notion de besoin de santé renvoie à la large définition de la santé de l'OMS : « bien-être complet, physique, mental, social et non plus seulement l'absence de maladie ». Pour établir l'état de santé d'une population, il convient donc de définir des indicateurs de santé que le géographe situera dans l'espace. Le but de son propos revient dès lors à transposer des inégalités sociales en inégalités spatiales. Nous sommes alors au cœur d'une géographie sociale. En tout état de cause, on se trouve généralement dans la thématique de la **géographie de la santé et planification sanitaire. La** géographie de la santé que l'on peut définir comme « **l'étude globale et spatiale de la qualité de la santé des populations et les facteurs de leur environnement qui concourent à sa promotion ou à sa dégradation** ». Mesurer l'ajustement du système de soins à la demande (exprimée ou non) des populations revient donc à s'interroger sur la politique de santé, son efficacité et sur son échelle d'intervention. En dépit de l'adoption d'une politique nationale, les pouvoirs publics prennent conscience de la nécessaire diversité des besoins, ce qui conduirait à privilégier l'échelle régionale. L'opportunité de développer des recherches à l'échelle régionale est donc réelle pour les géographes.

La géographie des maladies, la **géographie des soins et des services de santé, ainsi que la géographie de la santé et de la planification sanitaire sont des domaines éminemment interdisciplinaires qui procèdent par une approche intégrée des problématiques qu'elles étudient.** Dans ces différents domaines complémentaires, en collaboration avec le sociologue et l'économiste, l'épidémiologiste et le médecin chargé de santé publique, le géographe apporte aux perspectives biomédicales des scientifiques une approche sociale, culturelle et comportementale pour déboucher sur des questions d'organisation de l'espace et l'aménagement du territoire. **C'est en raison de cette proximité d'approche que l'on peut apprécier énormément la démarche de Docteure Francine Kyabu Kyamanga qui préconise l'approche interdisciplinaire et l'approche intégrée dans l'étude des problématiques du cancer de la prostate en Afrique.**

Professeur Félix Wiseman

Avec mes compliments
à la Docteure Francine Kyabu Kyamanga

Introduction

Statistique Canada intitule sa publication du 12 septembre 2024 : « Le cancer de la prostate : un fléau chez les hommes »[1]. En effet, dans le monde entier, le cancer de la prostate est parmi les types de cancer les plus courants chez l'homme. Sur le plan épidémiologique, le cancer de la prostate est le deuxième cancer le plus répandu chez l'homme, derrière le cancer du poumon. Il est la quatrième cause de décès par cancer pour l'ensemble de la population mondiale comme l'indiquent plusieurs études[2], notamment Rebbek, Zeigler-Johnson, Heyns, Gueye (2011), Tengue, Kpatcha, Botcho, Leloua, Amavi, Sikpa, Sewa, Anoukoum, Amegbor, Dosseh (2015), Villers et Grosclaude (2007), Fournier, Valeri, Mangin, Cussenot (2004), Terrier, Terrier, Morel-Journel,

[1] Statistique Canada, « Le cancer de la prostate : un fléau chez les hommes », publié le 12 septembre 2024, 11 h 00 (HAE). https://www.statcan.gc.ca/o1/fr/plus/6967-le-cancer-de-la-prostate-un-fleau-chez-les-hommes

[2] « Le cancer de la prostate arrive au quatrième rang des cancers les plus répandus et il arrive au premier rang des cancers non cutanés les plus fréquents chez les hommes au Canada. En 2022, on estime qu'un diagnostic de cancer de la prostate sera posé chez plus de 24 000 hommes au Canada, soit 20 % de tous les nouveaux cancers masculins » Kikachukwu Otiono, Brenda Nkonge, Oluwatobi R. Olaiya and Sean Pierre, « Dépistage du cancer de la prostate chez les hommes noirs au Canada : Argument en faveur des soins stratifiés en fonction du risque»,CMAJ January 17, 2023 195 (2) E101-E105; DOI : https://doi.org/10.1503/cmaj.220452-f

Baldini, Ruffon (2017). Ces derniers chercheurs et médecins français affirment même que « le cancer de la prostate (adénocarcinome prostatique) est devenu un problème de santé publique de premier plan au cours des quinze dernières années, comme en témoignent les données épidémiologiques (10 104 décès en France en 2000) ». La répartition du cancer de la prostate dans le monde montre des disparités multiformes selon que l'on vit en Afrique[3], en Asie, en Europe, ou en Amérique du Nord ou du Sud. Les hommes noirs (dont les hommes d'ascendance africaine et caribéenne) en sont plus atteints que les hommes blancs, et les hommes d'origine asiatique sont moins touchés. En Afrique, c'est un cancer qui fait beaucoup parler de lui parce qu'il affecte des hommes de plus en plus jeunes et en âge de procréer. « En Afrique, le patient cancéreux moyen est diagnostiqué au moment où il est le plus productif sur le plan économique. » (OMS, 2022). L'incidence du cancer de la prostate est en augmentation (Chu, Ritchey, Devesa, Quraishi, Zhang, Hsing (2011), même si cette étude montre que « les taux d'incidence du cancer de la prostate sont jusqu'à 40 fois plus élevés chez les Afro-Américains que chez les Africains ». Ceci constitue la motivation de la mise en évidence des spécificités africaines qui entourent cette pathologie.

Notre propos dans cet ouvrage a pour objet de faire une revue de littérature en ce qui concerne les réalités du cancer de la prostate en Afrique et particulièrement en Afrique subsaharienne. Nous entendons par « revue de littérature » le processus par lequel plusieurs articles ou contenus

[3] «Although population-based data in Africa are quite limited, the available data from IARC showed that rates among blacks were highest in the East (10.7–38.1 per 100,000 man-years, age-adjusted world standard) and lowest in the West (4.7–19.8) », Chu, L.W. ; Ritchey, J.; Devesa, S.S. ; Quraishi, S.M. ; Zhang, H. ; Hsing, A.W., (2011), « Prostate Cancer Incidence Rates en Africa », PMCID : PMC3200287 PMID: 22111004, 2011 Aug 1;2011:947870. doi : 10.1155/2011/947870

scientifiques sont rassemblés, analysés et organisés afin de proposer une vue d'ensemble sur la réalité du cancer de la prostate en Afrique. Cette définition renvoie à la méthodologie que nous adoptons ici à savoir « l'analyse documentaire ». Le design de cette analyse est une recherche qualitative mobilisant l'analyse des documents que sont des articles scientifiques, évalués par des pairs et publiés dans des revues spécialisées, des thèses de maîtrise et de doctorat issues d'universités et de centres de recherche, ainsi que des rapports d'études et de recherche provenant d'ONG. Les réalités sur le cancer de la prostate en Afrique subsaharienne qui ressortent de cette revue de la littérature, dont notamment celle du déficit ou l'insuffisance de fréquentation de son dépistage, constituent en elles-mêmes autant de problématiques spécifiques sur lesquelles l'on peut ultérieurement se pencher plus en profondeur.

Le but final de cette revue de littérature étant de déboucher sur la recherche des motifs évoqués dans le non-dépistage du cancer de la prostate en Afrique. En effet, en Afrique subsaharienne en général, les hommes n'ont pas l'habitude de se faire dépister le cancer de la prostate. Le recours au dépistage n'y est pas fréquent. Pourquoi les Africains subsahariens ne font-ils pas recours au dépistage ? Pour quelles raisons ne se font-ils pas dépister alors que toutes les données scientifiques indiquent qu'ils sont très vulnérables à ce cancer ? La revue de littérature que nous entreprenons devra donc nous conduire dans une recherche ultérieure à examiner la problématique « du déficit de fréquentation du dépistage du cancer de la prostate en Afrique subsaharienne ». Telle est donc la problématique qui nous mènera plus tard à faire une autre revue de littérature à visée exploratoire qui s'intéressera particulièrement aux raisons évoquées par les patients, leurs proches et les médecins pour expliquer la non-fréquentation du dépistage du cancer de la prostate, raisons qui sont autant des facteurs constituant ce déficit. Le déficit de fréquentation du dépistage fait donc référence aux raisons, aux motifs ou mobiles, aux causes, aux freins, aux barrières qui sont autant des obstacles à l'utilisation des tests de dépistage du cancer de la prostate rencontrés par les hommes. L'ensemble conceptuel « déficit de fréquentation », nous l'entendons dans le sens de « manque de fréquentation », « insuffisance de fréquentation », « absence de fréquentation », « défaut de fréquentation », voire « pénurie de fréquentations » du dépistage du cancer de la prostate dans les pays africains au sud du Sahara. Très exactement, nous chercherons à comprendre le fait suivant : alors qu'ils sont reconnus sur le plan génétique comme prédisposés à développer le cancer de la prostate (Janivara, Chen, Hazra, et al, 2024), pourquoi les hommes d'ascendance africaine ne se font-ils pas dépister aisément ? Autrement dit, nous chercherons à comprendre quelles sont les raisons profondes qui font que les hommes africains ne se font pas dépister? Créant ainsi ce que nous appelons ici le déficit de fréquentation du dépistage du cancer de la prostate dans les pays africains au sud du Sahara. Pourquoi les hommes de ces pays ne fréquentent-ils pas le dépistage ? Qu'est-ce qui est à la base ou à l'origine de cette non-fréquentation du dépistage du cancer de la prostate ?

En épousant la logique causaliste[4] du titre de l'ouvrage de Robert Franck (1994), « Faut-il chercher aux causes une raison ? L'explication causale dans les sciences humaines »[5], nous nous interrogerons : quelles sont les causes principales explicatives du non-recours au dépistage du cancer de la

[4] « Le causalisme considère que le comportement et les actions sont le résultat d'états mentaux antérieurs, tels que des croyances, des désirs ou des intentions, plutôt que d'une volonté consciente présente guidant ses actions » Source : Encyclopédie en ligne Wikipédia https://en.wikipedia.org/wiki/Causalism

[5] Franck, R. (1994), *Faut-il chercher aux causes une raison ? L'explication causale dans les sciences humaines*, Paris, Vrin.

prostate par les hommes d'ascendance africaine ? Et pourtant, le dépistage sauve des vies. Le test de dépistage aide à détecter un cancer avant qu'il se propage, et le rendre plus facile à traiter. En effet, le dépistage vise à détecter la présence d'une maladie à un stade précoce chez des personnes a priori en bonne santé et qui ne présentent pas encore de symptômes apparents. L'objectif est de diagnostiquer la maladie le plus tôt possible afin de la traiter rapidement et ainsi freiner ou stopper sa progression. Dans la majorité des cas, la détection précoce peut permettre de diminuer la durée du traitement et de la convalescence. Plus le cancer est détecté rapidement, meilleures sont les chances de survie. Voilà pourquoi, dans cette étude exploratoire ultérieure, nous chercherons également les voies et moyens d'amener les hommes en Afrique subsaharienne à se faire dépister. Autrement dit, comment combler cette lacune de non-fréquentation du dépistage ? Quelles sont les pistes raisonnables pour corriger ce défaut de non-fréquentation du dépistage ? Mais avant d'aborder cette pertinente question, nous nous contentons dans cet ouvrage de décrire les spécificités africaines qui entourent le cancer de la prostate.

Pour la visibilité de notre propos dans cet ouvrage qui repose principalement sur la revue de littérature des particularités africaines que l'on remarque autour du cancer de la prostate, nous nous proposons la présentation suivante : dans un premier temps, nous décrivons dans les grandes lignes, d'une part, la prostate : son anatomie, sa physiologique, les maladies qui peuvent l'affecter, notamment le cancer dont nous présenterons la nature, les différents types ainsi que les facteurs de risque. Et d'autre part nous dévoilerons en quoi consiste le dépistage : le processus et les différentes techniques. Par la suite, nous indiquerons les réalités africaines qui entourent le cancer de la prostate en prenant soin, à la fin de leur présentation, de relever les controverses qui existent dans la littératie.

I.
La prostate

1.1. Son anatomie

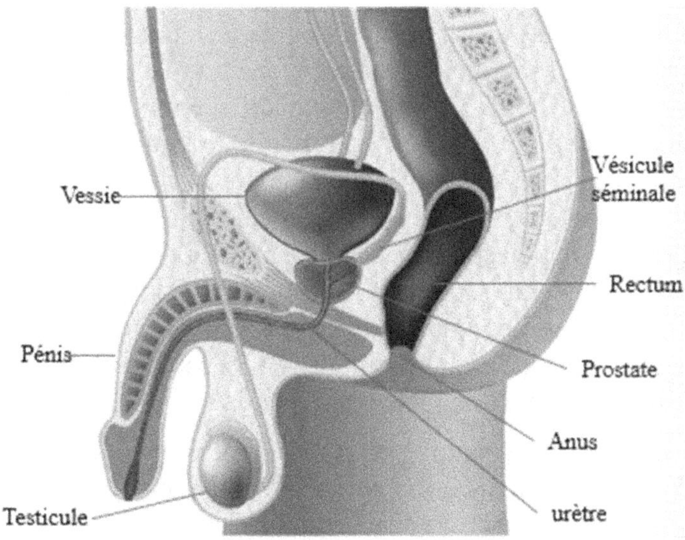

[6]

[6] Situation anatomique de la prostate. Schéma tiré dehttps://depositphotos.com/similar vectors/59193283.html?qview=63916257Consulté le 2 avril 2025.

La prostate est la glande exocrine la plus volumineuse de l'appareil urogénital masculin. Elle a la forme et la taille d'une châtaigne ou d'une noisette chez l'homme jeune et son poids ne dépasse pas 20 g lorsqu'elle est saine ; son volume augmente avec l'âge[7]. Située au croisement des voies génitales et urinaires, c'est-à-dire sous la vessie et en avant du rectum, elle entoure le début de l'urètre, canal qui permet d'évacuer l'urine et le sperme. Comme on le voit sur ce dessin, elle est située sous la vessie et traversée par la portion initiale de l'urètre, ou urètre prostatique, qui reçoit les canaux déférents et éjaculateurs.

1.2. Sa physiologie

« La prostate est une glande dont la sécrétion contribue à la formation du sperme. La prostate joue un rôle essentiel dans la synthèse et l'émission du liquide spermatique. Le rôle principal de la prostate est de produire le liquide prostatique qui permet la survie, la maturation et la mobilité des spermatozoïdes produits par les testicules. Son second rôle est de permettre l'éjaculation. Cependant, il faut noter qu'elle n'a pas de fonction propre dans l'érection, de même, elle n'a pas de rôle physiologique dans la miction. En revanche, une augmentation de volume tumorale, en comprimant l'urètre prostatique, est susceptible d'entraver la miction.

Le liquide prostatique n'est pas absolument indispensable à la fécondité, mais il la favorise en apportant du volume au sperme émis ainsi que des enzymes facilitant la pénétration des spermatozoïdes à travers le col utérin. Pendant l'orgasme, le sperme ainsi produit passe ensuite dans l'urètre avant d'être éjaculé par le pénis. « Son fonctionnement est fortement influencé par la testostérone. En biodécodage, la prostate a un

[7] Cf. DESGRANCHAMPS, F. (2018). *La prostate : on en parle*, Paris : Hachette.

peu le rôle d'un chef d'orchestre du bon déroulement des fonctions sexuelles masculines et le rôle de protecteur pour les spermatozoïdes (donc pour la descendance, par extension) »[8].

En cas de prostatectomie totale (ablation totale de la prostate), les hommes sans prostate ne vivent plus qu'un orgasme sec sans éjaculat, car ils ne peuvent plus produire de sperme à cause de la glande manquante. Cela s'explique par le fait qu'outre la prostate, les extrémités des canaux déférents et les vésicules séminales sont enlevées. Et donc, on peut conclure que la prostate n'intervient directement que dans la sexualité à visée reproductrice. Son rôle dans la sexualité non reproductrice (qu'elle soit « amour »/ludique/érotique) n'est qu'indirect et se traduit par une modification de l'éjaculation (diminution de volume, douleurs, éjaculation rétrograde). Il reste qu'il est très important de souligner comme le font Saad et McCormack (2023), p.40 : « Un mythe tenace veut que la prostate soit nécessaire à l'érection du pénis. C'est pourquoi bien des hommes qui éprouvent des problèmes érectiles craignent de souffrir d'un problème de prostate. S'il est vrai que les nerfs responsables des érections normales passent très près de la prostate, la prostate elle-même ne participe pas au mécanisme de l'érection. Par conséquent, l'origine du dysfonctionnement érectile se situe ailleurs ».

1.3. Ses pathologies

En général, les maladies de la prostate sont souvent associées à un inconfort urinaire[9]. Mais il peut y avoir d'autres manifestations, notamment : des difficultés à vider complètement la vessie, une envie accrue d'uriner (miction

---

[8] Duclos, C. (sd), « Décodage du jour : les troubles de la prostate » sur le blog *Le sens des maux*, http://www.lesensdesmaux.fr/decodage-du-jour-les-troubles-de-la-prostate/

[9] Cf. VALLANCIEN, G. (2003). *La prostate après 40 ans*, Paris, Éditions du Rocher.

impérieuse), des visites fréquentes aux toilettes avec de petites quantités d'urine dans chaque cas (pollakiuries), parfois aussi des brûlures en urinant (brûlures mictionnelles). On peut noter également le retard d'élimination de l'urine par les reins et donc d'autres complications le plus souvent liées à la stase urinaire. En outre, il peut y avoir des plaintes sexuelles, une sensation de pression dans la région pelvienne et des douleurs dorsales non spécifiques. Les maladies courantes de la prostate sont :

a) *L'hypertrophie bénigne de la prostate* appelée « *hyperplasie prostatique* » (HBP) : c'est l'augmentation de la taille de la prostate causée par une prolifération (hyperplasie) des cellules dans la prostate. L'HBP est une affection non cancéreuse (bénigne). L'HBP n'accroît pas le risque de cancer de la prostate. Les signes et les symptômes de l'HBP commencent à apparaître lorsqu'une prostate enflée exerce une pression sur l'urètre et la vessie. Les premiers symptômes de l'hyperplasie prostatique bénigne (HPB) apparaissent lorsque l'hypertrophie de la prostate commence à obstruer le flux d'urine. « Bien que désagréable, l'hypertrophie bénigne de la prostate n'est pas cancéreuse » (Saad et McCormack (2023), p.41).

b) *L'inflammation et le gonflement de la prostate* aussi appelée « *prostatite* » : c'est une inflammation douloureuse de la prostate. Il s'agit d'une affection courante qui peut toucher les hommes de tout âge. La prostatite peut être causée par une infection bactérienne, viralc ou fongique. On parle de « prostatite aiguë » lorsque ses symptômes graves apparaissent soudainement ; on parle de « prostatite chronique » lorsque ses symptômes persistent pendant plusieurs mois ; ou lorsqu'ils ont tendance à disparaître puis à revenir. Deux autres types sont identifiables, d'une part, la prostatite non bactérienne chronique/syndrome de la douleur pelvienne chronique (PC/SDPC) est le type le plus courant de prostatite, provoque de la douleur ou de l'inconfort au bassin qui peut apparaître puis disparaître ; d'autre part, la prostatite inflammatoire asymptomatique n'occasionne aucun symptôme et ne requiert pas de traitement. Andriole (2022) qui définit la prostatite comme « une douleur associée à un gonflement, une inflammation, ou les deux, de la prostate » indique ceci :

> Dans tous les types de prostatite qui provoquent des symptômes, nombre des symptômes sont provoqués par un spasme des muscles de la vessie et du bassin, en particulier dans la région située entre le scrotum et l'anus (périnée). La douleur se développe dans le périnée, dans le bas du dos et souvent au niveau du pénis et des testicules. Par ailleurs, les hommes peuvent également ressentir le besoin d'uriner fréquemment et avec urgence et la miction peut provoquer une douleur ou une sensation de brûlure. L'érection ou l'éjaculation peuvent être difficiles, ou même douloureuses[10].

c) *Le cancer de la prostate* aussi appelée « dégénérescence maligne de la prostate ou carcinome de la prostate ou encore adénocarcinome de la prostate » : le cancer de la prostate est dû à la présence de cellules cancéreuses qui se multiplient de façon incontrôlée dans la prostate. Les signes et symptômes courants du cancer de la prostate comprennent les mictions inhabituelles, le sang dans l'urine ou le sperme et l'éjaculation douloureuse.

Notons pour terminer que le cancer de la prostate ne doit pas être confondu avec l'hypertrophie bénigne de la prostate (HBP) ou adénome prostatique. Cette dernière

---

[10] Andriole,G.L. (2022), « Prostatite » in Manuel Merk, https://www.merckmanuals.com/fr-ca/accueil/probl%C3%A8mes-de-sant%C3%A9-de-l-homme/troubles-b%C3%A9nins-de-la-prostate/prostatite

pathologie, extrêmement fréquente chez les hommes de plus de 50 ans, entraîne des troubles de la fonction urinaire (levers la nuit, fréquentes envies d'uriner, difficultés à uriner, envie pressante, impression de mauvaise vidange, fuites urinaires). L'adénome prostatique ne dégénère pas en cancer. En revanche, les deux maladies peuvent coexister chez un même patient. C'est pour cela qu'un dépistage régulier et un suivi médical sont essentiels pour surveiller l'évolution de l'état de santé d'une personne qui présente un risque élevé.

II.
Le cancer de la prostate

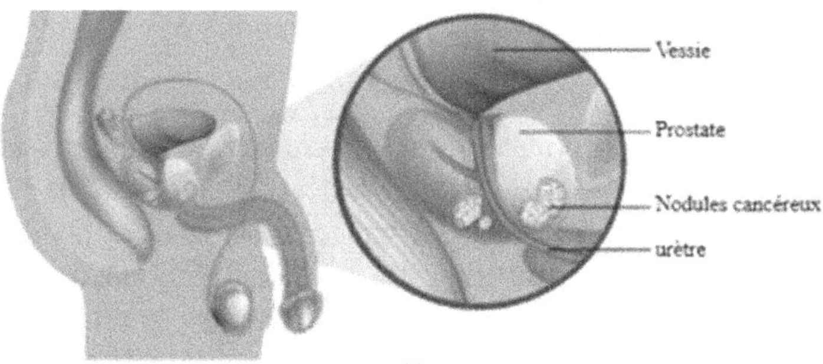

[11]

2.1. Nature et types

1° Nature

Le cancer de la prostate est un cancer qui prend naissance dans les cellules de la prostate ; il se caractérise par la multiplication et la propagation anarchique de cellules anormales dans la prostate. La tumeur maligne est constituée de cellules cancéreuses qui peuvent envahir et détruire le tissu voisin. Elle peut aussi se propager (métastases) à d'autres

---

[11] Le cancer de la prostate. Schéma tiré de https://depositphotos.com/similar-vectors/679726824.html?qview=200267514. Consulté le 02 avril 2025.

parties du corps, notamment en premier les os. Si le carcinome de la prostate est découvert en premier lieu, les os sont souvent déjà affectés. Selon le stade d'évolution, ces cellules peuvent rester dans la prostate ou envahir les ganglions avoisinants, voire d'autres organes. Dans la plupart des cas, le cancer de la prostate est une tumeur qui évolue lentement et qui n'entraine pas de symptômes, « La prostate étant rarement homogène, le cancer peut être un peu plus agressif dans certaines zones plutôt que dans d'autres »[12]. Dans le cancer de la prostate, les sites les plus fréquents des métastases sont les ganglions et les os. Seuls les cancers métastatiques entrainent des douleurs osseuses, une compression neurologique, des fractures osseuses, une perte de poids et/ou une fatigue prononcée.

2° Types

Il existe différents types de cancer de la prostate. L'adénocarcinome est le type de cancer de la prostate le plus courant. Dans 90 % des cas, le cancer de la prostate est donc un adénocarcinome résultant de la transformation maligne progressive de cellules épithéliales qui forment le revêtement de la prostate. Les autres cancers de la prostate suivants sont rares, il s'agit entre autres : du carcinome urothélial (aussi appelé carcinome transitionnel) ; du sarcome ; du carcinome à petites cellules ; des tumeurs carcinoïdes ; du carcinome épidermoïde.

---

[12] Une note importante mérite d'être soulignée, elle est indiquée par Saad et McCormack (2023) : le dysfonctionnement érectile n'est pas un indice de cancer de la prostate. « Le cancer de la prostate ne cause pas de troubles de l'érection. Ce sont les traitements du cancer qui peuvent entraîner un dysfonctionnement érectile » (p. 37).

2.2. Dépistage

Étant donné que la prostate fait partie des voies urinaires et spermatiques de l'homme, c'est en urologie[13] que se pratique le dépistage du cancer de la prostate. Réalisé par un médecin, ce dépistage consiste en une série des démarches cliniques combinées et complémentaires que l'on trouve dans tous les manuels spécialisés en urologie consacrés à cet effet[14]. Ces démarches cliniques consistent en : (1) le *toucher rectal* qui permet au médecin de vérifier le volume, la consistance, la sensibilité et la texture de la surface de la prostate ; (2) l'échographie prostatique également appelée échographie endorectale qui, en consultation, se révèle comme un prolongement naturel de l'examen clinique (le toucher rectal), et (3) le *dosage du PSA,* un dosage sanguin du *PSA* (sigle anglais de « *Prostate Specific Antigen* » ou en français ASP (un antigène spécifique de la prostate)[15]. (4) Lorsqu'elles sont

---

[13] *Urologie* : branche de la médecine e la médecine qui traite des affections des voies urinaires sur le plan médical et chirurgical et, par extension, des maladies de l'appareil génito-urinaire chez l'homme ou chez la femme. Elle traite des problèmes tels que les calculs urinaires, le cancer de la vessie, les tumeurs de reins, mais aussi l'incontinence, les infections urinaires, l'examen de la prostate, les troubles de l'U, de la fertilité.

[14] Quelques références :

- COLLÈGE DES MÉDECINS DU QUÉBEC (2013). *Dépistage du cancer de la prostate : lignes directrices*, Montréal, Éditeur Collège des médecins du Québec.
- Frichet,J., Declercq, M., (2013). *Cancer de la prostate : comprendre, anticiper, guérir. Du dépistage au traitement, ce que les médecins ne vous disent pas et qu'il faut savoir !,* Paris (Ivry sur Seine), Éditions Le Taïman.
- Frichet,J., Declerck, M., (2014). *Tout savoir sur la prostate. Guide pratique, Le guide pratique des maladies de la prostate que les hommes de plus de 50 ans doivent lire*, Paris (Ivry sur Seine) Éditions Le Taïman.

[15] Un taux de PSA inférieur à 4 ng/mL est considéré comme un taux de PSA normal pour la plupart des hommes, sa valeur s'élève avec l'âge en même temps que la croissance normale de la prostate (inférieur à 6,5 ng/ml avant 80 ans). Le taux de PSA dépend de nombreux facteurs, tels que l'âge

jugées nécessaires, d'autres démarches cliniques complémentaires sont la *biopsie prostatique* et le *Score de Gleason.*

1° *Le toucher rectal* : il s'agit de l'examen clinique de la prostate consistant à l'introduction, par le médecin, d'un doigt ganté dans le rectum d'un patient consentant, pour lui permettre de palper la glande prostatique et vérifier ainsi sa forme, son volume, sa consistance, sa sensibilité et la texture de sa surface. Cet examen indolore est parfois inconfortable pour certaines personnes.

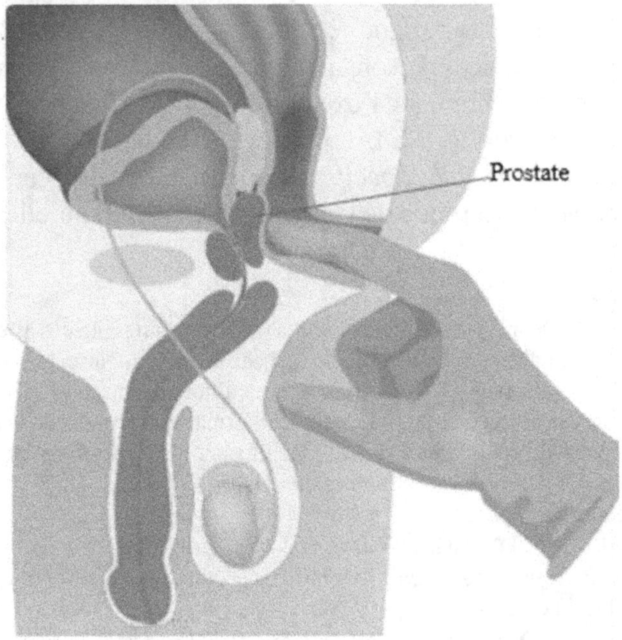

[16]

du patient, la taille de la prostate et d'autres facteurs liés au mode de vie du patient.

Cf. Pr VALLANCIEN, G. (2003). La Prostate après 40 ans, Paris, Éditions du Rocher

[16] Le toucher rectal. Schéma tiré de https://depositphotos.com/similar-vectors/59193283.html?qview=626023696. Consulté le 2 avril 2025.

sanguin de la *créatinine* (*créatinine* sanguine ou créatininémie).

À quoi sert de mesurer l'ASP ? Les recherches médicales ont montré qu'une élévation du taux d'ASP par rapport aux valeurs normales (inférieur à 4 ng/mL) pouvait être le signe d'une anomalie au niveau de la prostate. Cette anomalie n'est pas nécessairement un signe de la présence d'un cancer. D'autres maladies touchant la prostate, comme une infection (prostatite) ou une augmentation bénigne de la taille de la prostate (adénome) peuvent également se traduire par une augmentation du taux d'ASP[19]. D'autres facteurs, comme le toucher rectal, un massage prostatique, un épisode récent de rapports sexuels sont susceptibles de modifier légèrement et temporairement à la hausse le taux de cet enzyme et sont à exclure lors de l'anamnèse et peuvent faire décaler une prise de sang aux fins du dosage de PSA.

Le *dosage* de AS*P* n'est donc pas fiable à 100 % : une biopsie de la prostate est indispensable pour confirmer le diagnostic.

4° *La biopsie prostatique* : en cas d'anomalie découverte grâce au toucher rectal ou en cas d'ASP anormalement élevé, l'urologue peut proposer des biopsies de la prostate. Il s'agit de l'examen complémentaire de référence pour diagnostiquer le cancer de la prostate. La biopsie consiste à prélever, au moyen d'une aiguille, de petits morceaux de prostate (8 à 16 échantillons) de quelques millimètres. Les échantillons ainsi prélevés pourront ensuite être analysés en laboratoire. La réalisation de la biopsie se fait de façon optimale sous contrôle échographique. Cette dernière technique permet au médecin

---

[19] Cf. HOSTYN, N., (2006). *Épidémiologie et dépistage du cancer de la prostate par le dosage du PSA chez les hommes de plus de 50 ans*, Thèse médecine, Bordeaux, N° 49.

d'évaluer le volume de la prostate et de détecter visuellement les zones suspectes afin d'y orienter l'aiguille à biopsier.

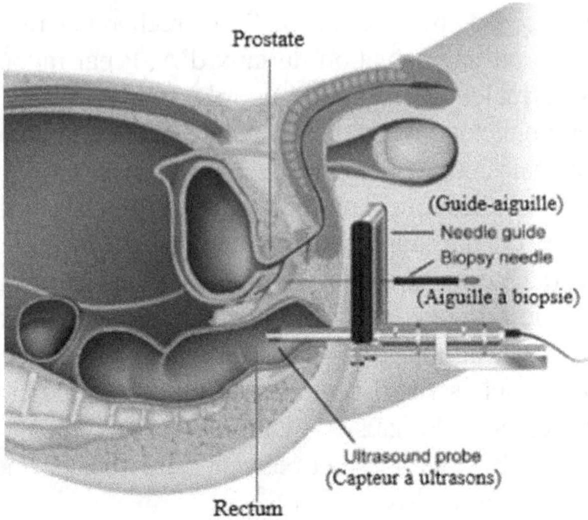

20

5° *Le Score de Gleason* : il détermine le pronostic du cancer de la prostate en s'appuyant sur la structure architecturale de la glande. Il se base sur trois éléments :

– plusieurs populations tumorales peuvent coexister dans la prostate ;

– ces populations tumorales peuvent être de différents grades ;

– plus l'architecture de la prostate est compromise, moins le pronostic vital est favorable. Sur les échantillons de tissus prélevés en biopsie et analysés au laboratoire, le score de Gleason permet ainsi de faire la somme des différents grades

---

[20] La biopsie de la prostate. Schéma tiré de https://depositphotos.com/photos/prostate.html?filter=all&qview=251920383. Consulté le 2 avril 2025.

potentiellement présents au sein de la prostate. Ce score peut aller de 6 (noté 3+3) à 10 (noté 5+5).

Ainsi, le score de Gleason détermine l'agressivité de la maladie :

– score de Gleason 6 (3+3) : tumeurs peu différenciées et peu agressives ;

– score de Gleason 7 (3+4 ou 4+3) : tumeurs moyennement différenciées ;

– score de Gleason 8, 9 ou 10 : tumeurs très indifférenciées et très agressives.

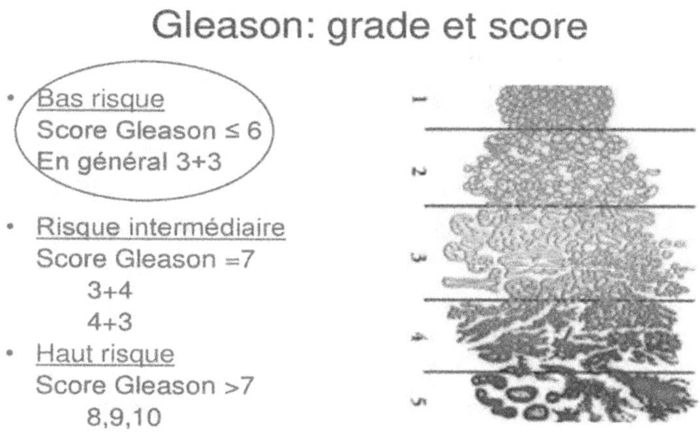

[21]

2.3. Facteurs de risque

Si les causes proprement dites expliquant la survenue du cancer de la prostate ne sont pas actuellement connues, il faut noter cependant que la littérature scientifique relève un certain nombre de facteurs de risque concernant l'apparition de la maladie. Les seuls facteurs de risque clairement identifiés,

---

[21] Le Score de Gleason. Schéma tiré de https://koelis.com/what-is-the-gleason-score/ Consulté le 30 mars 2025.

dont aucun n'est modifiable, sont l'âge, l'histoire familiale de cancer de la prostate, et l'ascendance ethnique africaine (Thun et al., 2017). Les importantes variations géographiques de l'incidence de cette maladie, observées tant au niveau international, national que local (Klassen & Platz, 2006), ainsi que les études réalisées chez les populations migrantes (Lee et al., 2007 ; Loeb et al., 2013) suggèrent cependant que des facteurs exogènes, tels que des facteurs environnementaux ou de style de vie, joueraient un rôle étiologique important. Les facteurs suspectés incluent l'obésité, l'inactivité physique, l'alcool ou encore certains aliments (World Cancer Research Fund International & American Institute to Cancer Research, 2018). À ce sujet donc, les seuls facteurs de risque avérés du cancer de la prostate (Fournier et al. 2004)[22] et actuellement identifiés avec certitude sont :

– ***L'âge*** : le cancer de la prostate est l'un des cancers les plus fréquents chez les hommes, survenant essentiellement après 50 ans, voire 40 ou 45 ans dans les formes familiales ou héréditaires (10 à 15 % des cas). Il s'agit du facteur prédisposant le plus évident. Plus un homme vieillit ou avance en âge, plus les risques d'apparition d'un cancer de la prostate augmentent. Des études scientifiques quantitatives démontrent un taux élevé de cancers de la prostate chez les hommes à partir de 45 ans et plus.

– ***Les antécédents familiaux*** : comme c'est le cas pour certains cancers, des études scientifiques prouvent que le critère génétique semble jouer un rôle important dans le cancer de la prostate. À cause de leur patrimoine génétique familial, certains individus sont prédisposés à développer le cancer de la prostate. L'existence d'antécédents familiaux de cancer de

[22] Fournier, G., Valeri, Mangin, Cussenot,(2004), « Cancer de la prostate. Épidémiologie. Facteurs de risques. Anatomopathologie », in *Annales d'urologie*, vol. 38, n° 5, p. 187-206. https://doi.org/10.1016/j.anuro.2004.07.001

la prostate, du sein ou des ovaires est un élément multiplicatif du risque du cancer de la prostate (Monge, 2006 ; Pfeifer, 2015). À ce propos, Saad et McCormack (2023) soulignent ce qui suit :

> Les hommes qui ont des cas de cancer de la prostate dans leur famille y sont plus exposés que les autres et, en général, le cancer risque de se déclarer un peu plus tôt chez eux. Les hommes dont le père ou le frère a eu un cancer de la prostate sont deux fois plus susceptibles d'en souffrir à leur tour. Lorsque deux parents ou plus ont été atteints de cette maladie (le père et un frère, deux frères ou plus, les deux grands-pères, deux oncles, etc.), le risque est encore plus grand. Et cela est vrai qu'il s'agisse de parents de la famille maternelle ou paternelle (p.48).

Ces derniers auteurs ajoutent également que les risques augmentent encore si les cancers de la prostate des autres hommes de la famille proche ont été diagnostiqués avant qu'ils aient atteint l'âge de 50 ans.

– ***L'environnement* :** ce facteur de risque est commun à bon nombre de cancers. On note à ce sujet que le risque lié à l'utilisation de pesticides (notamment le chlordécone) reste à démontrer. Certaines études scientifiques quantitatives sont parvenues à démontrer que l'environnement, et singulièrement l'alimentation, peut favoriser l'apparition d'un cancer de la prostate. La population masculine asiatique est moins exposée à cette maladie par rapport à la population masculine africaine et européenne. En Occident, on soupçonne que l'alimentation riche en graisse de plus en plus consommée pourrait expliquer cette différence d'incidence entre les hommes asiatiques et les Occidentaux.

> « Des études ont prouvé que la différence du nombre de cancers de prostate entre le Japon et les États-Unis

n'était pas exclusivement génétique. En effet, les Japonais émigrés aux États-Unis ont davantage de risque de développer un cancer de la prostate que s'ils restent au Japon. Or, les principales différences entre le Japon et les États-Unis portent sur le mode de vie et plus spécifiquement sur l'alimentation ».

La composition est mise en cause dans les régimes alimentaires réputés cancérigènes. Dans le cas du cancer de la prostate, on renseigne que l'excès des graisses animales, l'insuffisance en fibres et en protéine figures parmi les facteurs à surveiller :

> « Il existe d'importantes différences du nombre de cancers de la prostate entre les pays occidentaux et les pays asiatiques. Or, le régime alimentaire occidental est caractérisé par l'importance des protéines et graisses animales et la pauvreté en fibres. Ce régime s'oppose à celui retrouvé communément dans les pays asiatiques, pauvre en protéines et graisses animales et riche en féculents, grains, fruits et légumes. On peut donc suggérer qu'un régime riche en graisses animales et pauvre en fibres soit un facteur de risque de cancer de la prostate »[23].

– ***L'origine ethnique afro-antillaise*** : Des études scientifiques quantitatives démontrent que les hommes d'origine africaine, antillaise et la population noire-américaine semblent davantage à risque de développer un cancer de la prostate, sans que l'on sache très bien en expliquer les raisons. La population masculine d'ascendance africaine présente plus de risque de développer le cancer de la prostate. Dans leur

---

23 Prostate.fr, « Facteurs de risques du cancer de la prostate » https://www.prostate.fr/cancer-de-la-prostate/facteurs-de-risques/

article « Biopsychosocial Aspects of Prostate Cancer », Kunkel et al. 2000 notent ceci : « The cause of prostate cancer is unknown. Possible risk factors include African American race, increased age, family history of prostate cancer, a diet high in animal fat, and high plasma testosterone »[24]. À ce sujet donc, comme indiqué ci-dessus, les seuls facteurs de risque avérés du cancer de la prostate et actuellement identifiés avec certitude sont : (a) *l'âge* (le cancer de la prostate est l'un des cancers les plus fréquents chez les hommes, survenant essentiellement après 50 ans, voire 40 ou 45 ans dans les formes familiales (moins de 10 % des cas) ; (b) l'existence d'antécédents familiaux de cancer de la prostate ou du sein, et (c) l'origine ethnique indiquant que la population masculine de souche africaine, à savoir les Africains d'Afrique, les Afro-Américains ou les populations des Caraïbes, est plus à risque. S'agissant des aspects ethniques : aux États-Unis, ce cancer a une incidence plus élevée et un pronostic moins favorable chez les Noirs américains. Ce facteur ethnique est aussi retrouvé dans les populations des Caraïbes.

---

[24] Kunkel, E., J. Bakker, R. Myers, O. Oyesablun et L. Gomella. (2000) « Biopsychosocial Aspects of Prostate Cancer » in *Psychosomatics*, vol. 41, n° 2, p. 85-94. DOI : 10.1176/appi.psy.41.2.85

III.
Les spécificités africaines du cancer de la prostate

3.1. La grande vulnérabilité des Africains et de leurs ascendants au cancer de la prostate

Parmi les facteurs de risques avérés du cancer de la prostate, figure l'origine ethnique indiquant que la population masculine de souche africaine, à savoir les Africains d'Afrique, les Afro-Américains ou les populations des Caraïbes, est plus à risque. En comparaison avec la population masculine caucasienne et la population masculine asiatique, la population masculine de souche africaine est plus vulnérable au cancer de la prostate. C'est ce que révèle entre autres l'étude de Crawford (2003) qui stipule que les Afro-Américains ont 1,6 fois plus de risques de développer un cancer de la prostate que les Américains blancs ou les Américains d'origine asiatique. Aussi l'étude de Lloyd et al. (2015), publiée dans *BMC Medicine*, indiquant que les hommes d'origine africaine vivant en Angleterre ont deux fois plus de risques d'être diagnostiqués d'un cancer de la prostate et d'en mourir que les hommes d'origine caucasienne. De même la Société Canadienne du Cancer (2020) qui indique elle aussi que « les hommes noirs originaires de l'Afrique ou des Caraïbes ont presque deux fois plus de risques de développer un cancer de la prostate que les hommes non noirs ». C'est aussi ce qu'affirme Lipsker (2020) à propos des Caribéens : « Il a été démontré que le risque de développer un cancer de la prostate est plus important chez les hommes d'origine africaine que chez les hommes d'origine caucasienne. Par ailleurs l'incidence du cancer de la prostate aux Antilles est du même ordre que celui constaté chez les populations afro-américaines aux USA ou africaines en Angleterre. En France métropolitaine, le taux d'incidence est d'environ 90 cas pour 100 000 habitants par an. Le taux d'incidence est de plus du double aux Antilles. Cette sur-incidence aux Antilles n'a cependant rien de surprenant. En effet les origines des populations des îles remontent à l'Afrique sub-saharienne.

L'étude des médecins chercheurs anglais publiée dans *BMC Medicine* en Grande-Bretagne, "Lifetime risk of being diagnosed with, or dying from, prostate cancer by major ethnic group in England 2008–2010", il s'agit de l'étude de Lloyd, Hounsome, Mehay, Mee, Verne, Cooper (2015) révélant que les hommes d'origine africaine vivant en Angleterre ont 2 fois plus de risques d'être diagnostiqués d'un cancer de la prostate et d'en mourir que les hommes d'origine caucasienne et les hommes d'origine asiatique. Les résultats de cette étude sont les suivants : "The lifetime risk of being diagnosed with prostate cancer is approximately 1 in 8 (13.3 %, 13.2–15.0 %) for White men, 1 in 4 (29.3 %, 23.5–37.2 %) for Black men, and 1 in 13 (7.9 %, 6.3–10.5 %) for Asian men, whereas that of dying from prostate cancer is approximately 1 in 24 (4.2 %, 4.2–4.7 %) for White men, 1 in 12 (8.7 %, 7.6–10.6 %) for Black men, and 1 in 44 (2.3 %, 1.9–3.0 %) for Asian men".

Lloyd, Hounsome, Mehay, Mee, Verne, Cooper (2015) en arrivent aux conclusions suivantes : "In England, Black men are at twice the risk of being diagnosed with, and dying from, prostate cancer compared to White men. This is an important message to communicate to Black men. White, Black, and Asian men with a prostate cancer diagnosis are all as likely to die from the disease, independent of their ethnicity. Nonetheless, proportionally more Black men are dying from prostate cancer in England".

Dans ses conclusions, cette étude pointe l'importance de la sensibilisation au dépistage précoce en fournissant aux hommes noirs une information utile et utilisable : "Our findings are of importance to primary and secondary healthcare professionals working within Black communities and Black men themselves. ...Prostate Cancer' campaign, piloted in London in 2014, of which the headline message was "I didn't know 1 in 4 Black men get prostate cancer. Did you?" Our finding that Black men are at double the lifetime risk of being diagnosed with prostate cancer in England, compared to White men, provides Black men with important and useful information."

Toujours en Grande-Bretagne, l'étude de Ahiagba, Alexis & Worsley (2017) indique ce qui suit : "In the UK, black men are two to three times more likely to be at risk of developing prostate cancer compared to their Caucasian counterparts, with a 30% higher mortality rate (Jones and Chinegwundoh, 2014). In the UK, the highest incidence of prostate cancer occurs in black men (Cancer Research UK, 2017a). Approximately, one in four black men will experience the disease at some point in their lives (Prostate Cancer UK, 2016). The lifetime risk of being diagnosed with prostate cancer is 13.2-15.0% for white males, while in black males it is significantly higher (23.5-37.2%), and in Asian males it is significantly lower (6.3- 10.5%), according to data for 2008-2010 in England (Cancer Research UK, 2017 b)"[25]

---

[25] Ahiagba,P.; Alexis, O. & Worsley A.J., (2017), "Factors influencing black men and their partners' knowledge of prostate cancer screening: a

La prédisposition des Noirs au cancer de la prostate est abondamment documentée. Concernant les facteurs de risque, en dehors des autres facteurs de risque que sont l'âge (50 ans et plus), les antécédents familiaux, l'environnement, les études ont démontré que le cancer de la prostate est plus fréquent chez les hommes africains ou qui sont d'ascendance africaine comme les Noirs-Américains et les Antillais. Il a été démontré qu'un des facteurs de risque du cancer de la prostate c'est l'appartenance biologique et génétique à l'ethnie africaine. Selon les scientifiques Kikachukwu & al. (2023) : "Les taux de mortalité constamment plus élevés chez les hommes noirs dans plusieurs régions pourraient soutenir l'argument d'une prédisposition génétique, mais des facteurs environnementaux et sociaux jouent clairement un rôle important. Et fait à noter, les taux d'incidence du cancer de la prostate sont jusqu'à 40 fois plus élevés chez les Afro-Américains que chez les Africains".[26] Ceci indique que les hommes noirs ou d'ascendance africaine présentent deux fois

---

literature review" in *British Journal of Nursing*, 2017, (Urology Supplement) Vol 26, No 18, s14.

Etudes citées

- Jones AL, Chinegwundoh F. Update on prostate cancer in black men within the UK. Ecancermedicalscience. 2014; 8:455.
- https://doi.org/10.3332/ ecancer.2014.455
- Cancer Research UK. Lifetime risk of prostate cancer. 2017 b. http://tinyurl. com/ya99u7b3 (accessed 29 September 2017)

[26] Dans leur étude Kikachukwu & al. (2023) renseignent que : « Des études ont analysé les données épidémiologiques sur le cancer de la prostate selon les groupes raciaux d'une même région. En Angleterre, le taux d'incidence du cancer de la prostate était au-delà de 2 fois plus élevé chez les hommes noirs (rapport des taux 2,1) que chez les hommes blancs en 2013–2017. En 2008–2010, le risque au cours de la vie qu'un homme noir en Angleterre décède d'un cancer de la prostate était de 8 %, contre 4 % pour un homme blanc, et de 2 % pour un homme asiatique [4]. Aux États-Unis, les hommes afro-américains sont plus susceptibles de recevoir un diagnostic de cancer de la prostate à un stade avancé et 2 fois plus susceptibles d'en mourir comparativement aux hommes blancs ».

plus les risques de développer un cancer de la prostate que les hommes caucasiens et asiatiques. Des recherches menées notamment en Europe et aux États-Unis montrent que l'incidence du cancer de la prostate et le risque d'en souffrir au cours de la vie voire d'en mourir sont au-delà de deux fois plus grands chez les hommes noirs que chez les hommes blancs et chez les Asiatiques. Les hommes noirs courent également plus des risques de souffrir de tumeurs prostatiques qui se développent et se propagent rapidement.

Dans leur article "Biopsychosocial Aspects of Prostate Cancer", Kunkel et al. 2000 notent ceci : "The cause of prostate cancer is unknown. Possible risk factors include African American race, increased age, family history of prostate cancer, a diet high in animal fat, and high plasma testosterone"[27].

L'origine ethnique de population de souche africaine plus vulnérable au cancer de la prostate montre que le cancer de la prostate est donc lié entre autres à la prédisposition génétique de la race (les manuels médicaux parlent en termes d'"ethnie" : ethnie africaine, ethnie caucasienne, ethnie asiatique). L'origine ethnique joue un rôle important dans le cancer de la prostate. Les hommes de race noire, c'est-à-dire de "l'ethnie africaine" (en terme médical) qui représente la population masculine de souche africaine que sont les Africains d'Afrique, les Afro-Américains et les populations noires des Caraïbes sont plus à risque que leurs congénères caucasiens et asiatiques. C'est ce qu'indiquent entre autres l'étude de Nzamba et al. 2020 "Cancer de la prostate chez le sujet de race noire en Côte d'Ivoire", et aussi la Société Canadienne du Cancer 2020 dans son dossier "Parler du risque du cancer de la prostate chez les hommes noirs" indique

---

[27] Kunkel, E., J. Bakker, R. Myers, O. Oyesablun et L. Gomella. (2000) « Biopsychosocial Aspects of Prostate Cancer » in *Psychosomatics*, vol. 41, no 2, p. 85-94.DOI : 10.1176/appi.psy.41.2.85

que : “Les hommes noirs originaires de l’Afrique ou des Caraïbes ont presque deux fois plus de risque de développer un cancer de la prostate que les hommes non noirs”. Ce dossier corrobore celui de 2015 “Le risque de cancer de la prostate dans la communauté noire” dans lequel la Société Canadienne du Cancer indique encore que “les hommes noirs présentent un risque élevé de développer un cancer de la prostate et sont disproportionnellement impactés par la maladie. C’est pourquoi cette population doit redoubler de vigilance face à ce cancer”.

En termes de prévalence, d’incidence, de mortalité, ainsi que des facteurs environnementaux et sociaux associés au cancer de la prostate, à tous points de vue, les hommes d’ascendance africaine sont très vulnérables ; mais le tableau en nombre des dépistages n’est pas fameux. Autrement dit, ces populations, malgré le risque réel existant de développer la maladie, ne se font pas dépister, ou s’ils le font c’est rarement. Comme indiqué, par exemple, au Canada, en 2020 dans son dossier “Parler du risque du cancer de la prostate chez les hommes noirs”, la Société canadienne du cancer affirmait ceci : “Les hommes noirs originaires de l’Afrique ou des Caraïbes ont presque deux fois plus de risque de développer un cancer de la prostate que les hommes non noirs. Pourtant, une enquête nationale en février 2020 a révélé que de nombreux répondants noirs ne savaient pas qu’ils pouvaient avoir un risque accru de développer la maladie.”

La prédisposition des Noirs au cancer de la prostate fait l’objet de nombreuses recherches. Au Canada[28], c’est le cas notamment de l’étude de Kikachukwu & al (2022) qui indique ceci : “Les hommes noirs au Canada pourraient être

[28] Kikachukwu Otiono, B.A & al. (2022), « Dépistage du cancer de la prostate chez les hommes noirs au Canada : Argument en faveur des soins stratifiés en fonction du risque » (Published online 2023 janv. 17. French) in CMAJ. 2023 Jan 17 ; 195(2) : E101–E105.. DOI : 10.1503/cmaj.220452-f PMCID : PMC9851637 PMID : 36649960D

génétiquement prédisposés à un cancer de la prostate plus agressif ; or ils font également face à des obstacles socioéconomiques et manquent de littératie médicale, ce qui affecte leurs chances que la maladie soit dépistée tôt...". C'est la raison principale pour laquelle ces chercheurs formulent la recommandation suivante :

> "Nous croyons qu'à l'instar de la ligne directrice de l'AEU qui recommande un dépistage plus hâtif chez les personnes noires en Europe, et compte tenu des données substantielles concernant un pronostic sombre, les lignes directrices canadiennes devraient inclure les patients noirs dans la catégorie à risque élevé admissible à un dépistage du cancer de la prostate à un plus jeune âge, c.-à-d., à 45 ans. Il faut également tendre à améliorer la littératie médicale des personnes noires, tout comme il faut expliquer soigneusement les données actuelles dans un processus de prise de décision partagée avec ces patients".

En conséquence, cela implique le fait que les hommes noirs ou d'ascendance africaine méritent d'être davantage sensibilisés à leur vulnérabilité au cancer de la prostate comme l'affirme la Société Canadienne du Cancer : "Les hommes noirs présentent un risque élevé de développer un cancer de la prostate et sont disproportionnellement impactés par la maladie. C'est pourquoi cette population doit redoubler de vigilance face à ce cancer"[29]. Cette vigilance consiste entre autres dans le fait que les hommes noirs doivent suffisamment être informés de cette vulnérabilité et être invités à connaître

[29] Société canadienne du cancer, « Le risque de cancer de la prostate dans la communauté noire » https://cancer.ca/fr/cancer-information/find-cancer-early/find-prostate-cancer/risk-in-black-community

qu'il existe un moyen de détecter ce cancer avant qu'il ne se développe. Et ce moyen c'est le dépistage.

Pourtant, une enquête nationale en février 2020 a révélé que de nombreux répondants noirs ne savaient pas qu'ils pouvaient avoir un risque accru de développer la maladie. » Les données de la Société Canadienne du Cancer sont confirmées par l'étude des chercheurs canadiens en Ontario, Lofters, Bender, Swayze, Alibhai, Henry, Noel, and Datta (2022), qui présentent comme suit leur étude :

En ce qui concerne son « Background », les auteurs renseignent ceci : « Prostate cancer incidence has been associated with various sociodemographic factors, such as race, income and age, but the association with immigrant status in Canada is unclear. In this population-based study in Ontario, Canada, we compared age-standardized incidence rates for immigrant males from various regions of origin with the rates of long-term residents ».

Lofters, Bender, Swayze, Alibhai, Henry, Noel, and Datta (2022) présentent comme ceci les résultats de leur étude :

> There were 74594 incident cases of prostate cancer in the study period, 6742 of which were among immigrant males. Males who had immigrated from West Africa and the Caribbean had significantly higher incidence of prostate cancer than other immigrants and long-term residents: adjusted rate ratios of 2.71 (95 % confidence interval [CI] 2,41–3,05) and 1.91 (95 % CI 1,78–2,04), respectively. Immigrants from other regions, including East Africa and Middle-Southern Africa, had lower or similar incidence rates to long-term residents. Males from South Asia had the lowest adjusted rate ratio (0,47, 95 % CI 0,45–0,50).

Analysant ces résultats de leur étude, Lofters, Bender, Swayze, Alibhai, Henry, Noel, and Datta (2022) arrivent à l'interprétation suivante des résultats de leur étude :

> « The age-standardized incidence rate of prostate cancer from 2008 to 2016 was consistently and significantly higher among immigrants from West African and Caribbean countries than among other immigrants and long-term residents of the province. Future research in Canada should focus on further understanding heterogeneity in prostate cancer risk and epidemiology, including stage of diagnosis and mortality, for immigrants ».

Cette étude fait directement référence aux conditions socio-économiques précaires des migrants africains et caribéens arrivant comme réfugiés au Canada comme facteur aggravant le non-dépistage précoce et la mortalité élevée des migrants par le cancer de la prostate : « We found that immigrants from the Caribbean and West Africa had the highest incidence of prostate cancer. In the US context, African-American men have been found to have a higher incidence of prostate cancer, the cause of which is not well understood and has been speculated to be due to social, economic and environmental disparities, as well as potential genetic differences ...Our finding that incidence rates increased as income quintile increased is in line with the literature and may reflect increased screening for prostate cancer or lifestyle factors among men of higher socioeconomic status. »

3.2. En Afrique, le cancer de la prostate est connu comme le premier cancer masculin

En ce qui concerne les hommes en Afrique, parmi les cancers, le cancer de la prostate est la première cause de mortalité. Le rapport de l'ONU GLOBOCAN 2020 (estimates of cancer incidence and mortality produced by the International Agency for Research on Cancer) montre que le cancer de la prostate est le premier cancer masculin en Afrique subsaharienne en général et en particulier dans mon pays, la République démocratique du Congo[30]. Également, le rapport de l'ONU sur la santé publié le 11 mai 2022 « Afrique subsaharienne : la charge du cancer devrait presque doubler dans les 20 prochaines années » indique que parmi les caractéristiques du cancer en Afrique subsaharienne : « chez les hommes, le type de cancer le plus fréquent est le cancer de la prostate (77 300 cas), suivi du cancer du foie (24 700 cas) et du cancer colorectal (23 400 cas). Le cancer de la prostate est le principal cancer incident chez l'homme dans 40 pays d'Afrique subsaharienne ».

Dans le rapport du Conseil des ministres de la Santé de l'Union Africaine (2013, p.6), on relève les données suivantes :

> Avec un taux d'incidence ajusté selon l'âge de 17,5/100 000 et le taux de mortalité de 12,5/100 000, le cancer de la prostate vient en première position en matière d'incidence et de décès par le cancer parmi les hommes en Afrique. Les incidences du cancer de la prostate chez les hommes à travers les régions africaines sont : 53,9/100 000 en Afrique australe,

---

[30] Sung,H. ;Ferlay, J. ; Siegel, R.L. ; Laversanne, M. ; Soerjomataran, I. ; Jemal, A. ; Bray, F. «Global Cancer Statistics 2020 : GLOBOCAN Estimates of Incidence and Mortality Worldwide for 36 Cancers in 185 Countries» *CA Cancer J Clin* 2021 May ;71(3):209-249. doi: 10.3322/caac.21660. Epub 2021 Feb 4.

> 22,2/100 000 en Afrique de l'Ouest, 16,4/100 000 en Afrique centrale, 14,5/100 000, en Afrique de l'Est, et 8,1/100 000 en Afrique du Nord.

Dans ce même rapport (2013, p.6), on peut lire que : En revanche, la mortalité due au cancer de la prostate chez les hommes à travers les régions africaines est : 19,3/100 000 en Afrique australe ; 18,3/100 000 en Afrique de l'Ouest, 16,4/100 000 en Afrique centrale, 11,7/100 000 en Afrique de l'Est, et 6,2/100 000 en Afrique du Nord.

En outre, l'observation suivante de ce rapport du Conseil des ministres de la Santé de l'Union Africaine (2013, p.6) mérite d'être signalée et de retenir l'attention :

> Il est important de noter que les taux d'incidence rapportés pour les régions africaines pourraient être sous-estimés, en raison du faible dépistage du cancer de la prostate et le peu d'utilisation du test de dépistage de l'antigène prostatique dans les pays à faible revenu. Indépendamment, la lutte contre le cancer de la prostate en Afrique est d'une importance significative pour la santé des hommes, étant donné le fardeau de la maladie en Afrique.

En Afrique au sud du Sahara, de nombreuses études, parmi lesquelles l'étude de Nzamba et al. (2020, p.50) « Cancer de la prostate chez le sujet de race noire en Côte-d'Ivoire » révèle que : « le cancer de la prostate est considéré comme un véritable problème de santé publique avec de nouveaux enjeux sanitaires. » Également, le rapport de l'ONU sur la santé publié le 11 mai 2022 « Afrique subsaharienne : la charge du cancer devrait presque doubler dans les 20 prochaines années » indique également que pour les hommes, l'incidence cumulée correspondante à l'âge de

75 ans est plus faible (12,2 %), avec le cancer de la prostate qui est responsable d'un tiers de ce risque (4,2 %). » Sur le plan épidémiologique, les données les plus intéressantes se trouvent dans la présentation d'ALIAM (Alliance des Ligues francophones Africaines et Méditerranéennes contre le cancer) publié en juin 2017 sous le titre « Les cancers en Afrique francophone » :

Tableau 1 *: incidence et mortalité du cancer de la prostate dans les trois zones des pays francophones*

Prostate (GLOBOCAN 2012)	Nombre de nouveaux cas annuel (Incidence) 2012	Taux d'incidence standardisé 2012	**Prévision : nombre de nouveaux cas 2030**	Mortalité (nombre) 2012	Taux de mortalité standardisé 2012	**Prévision : nombre de décès 2030**
Maghreb (4 pays)	6 345	10.5	11 565	4 114	6.8	7 560
Afrique francophone (21 pays)	11 539	24.1	20 600	9 817	21.7	17 428
Océan indien francophone (3 pays)	1 773	31.5	3 346	1 395	24.1	2 516

[1] Source GLOBOCAN 2012 : les taux d'incidence et de mortalité sont exprimés pour 100 000 habitants, et sont standardisés sur l'âge (la population de référence est la population mondiale)

À propos du cancer de la prostate on découvre aussi les données suivantes dans la présentation d'ALIAM (2017, p.13) : « L'essentiel à savoir sur le cancer en Afrique : le cancer n'est pas seulement une maladie des pays riches, au contraire il devient un fléau qui sévit de plus en plus dans les pays à faible et moyen revenu... »

> Une étude a été menée pendant 2 ans au Sénégal sur une population non sélectionnée de 572 hommes (âge moyen 65,5 ans). Une biopsie était réalisée chez les patients ayant un taux de PSA total supérieur à 4 ng/ml (66 cas) et/ou une anomalie au toucher rectal (11 cas). Sur 72 biopsies pratiquées, un cancer a été retrouvé chez 22 hommes soit 4 % (8).

La présentation d'ALIAM (2017, p.13) signale également :

> Une autre étude est réalisée à Kinshasa chez 160 hommes, âgés de 40 à 70 ans (9).
>
> La biopsie prostatique n'a été réalisée que chez des sujets présentant des signes suspects (N=38). Quatre adénocarcinomes ont été détectés, soit un taux de détection du cancer de la prostate de 2,5 %.

En 2020, on recense 77 300 cas de cancer de la prostate chez les hommes en Afrique subsaharienne. Dans 40 pays d'Afrique subsaharienne, le cancer de la prostate est le principal cancer incident chez l'homme.[31].

[31] Afrique subsaharienne : la charge du cancer devrait presque doubler dans les 20 prochaines années – ONU- Disponible sur : Afrique subsaharienne : la charge du cancer devrait presque doubler dans les 20 prochaines années | ONU Info (un.org)

Comme le montrent plusieurs études statistiques et épidémiologiques, le cancer de la prostate est donc le cancer masculin le plus mortel en Afrique. Il s'agit de l'un des cancers les plus fréquemment diagnostiqués, ainsi que l'une des principales causes de mortalité attribuables au cancer chez les hommes africains. La survie au cancer de la prostate qui dépend du dépistage précoce, du traitement et d'autres facteurs est très faible en Afrique. Le cancer de la prostate qui est le plus fréquent chez l'homme, même jeune, accroît la charge du poids et l'importance de la mortalité masculine en Afrique. La plupart du temps, il n'existe aucun symptôme. C'est une des maladies masculines dites silencieuses. Comme il s'agit du cancer le plus fréquemment diagnostiqué chez les hommes africains, c'est pourquoi il est important de procéder à un dépistage précoce.

Revenons au rapport de l'ONU (2022) qui affirme qu'en Afrique, le cancer de la prostate se situe au premier rang des cancers chez l'homme, nettement devant les cancers du poumon et du côlon-rectum. Il représente, dit-il, 35 % de l'ensemble des cancers incidents masculins. Ce cancer survient dans environ 66 % des cas chez des hommes âgés de moins de 55 ans, alors qu'ailleurs dans le monde, il est évoqué chez des hommes âgés de 65 ans et plus. On note d'année en année l'augmentation du nombre de cas. Cela s'explique en partie par la non-amélioration des traitements, surtout pour les cancers évolués, et par le non-accès au dépistage du cancer de la prostate qui permet de les diagnostiquer à un stade précoce. Le test PSA (*Prostate Specific Antigen*), antigène spécifique de la prostate) n'est pas assez fiable pour diagnostiquer un cancer, mais un taux élevé peut inciter à réaliser un examen complémentaire (un toucher rectal, par exemple) qui permettra de poser un diagnostic. Ce dernier peut également faire suite à un traitement chirurgical d'un adénome de la prostate.

Le cancer de la prostate dont il est question en Afrique comme premier cancer masculin correspond à l'apparition d'une tumeur maligne issue des cellules de la prostate. Les études, notamment Seraphin, Joko-Fru, Kamaté, et al (2021), Chu, Ritchey, Devesa, et al (2011), indiquent qu'il s'agit dans 90 % des cas d'un adénocarcinome, c'est-à-dire d'un cancer qui se développe à partir des cellules épithéliales, les plus superficielles de la glande. Chez la majeure partie des patients africains, il est toujours découvert à un état avancé. On note les deux stades d'évolution du cancer de la prostate : 1° Le cancer de la prostate est dit localisé ou « intracapsulaire » lorsque les cellules tumorales sont localisées uniquement dans la prostate. Il représente 80 % des diagnostics selon plusieurs études. 2° Au contraire, le cancer est dit « extra capsulaire » lorsque les cellules tumorales sont sorties de la capsule de la prostate pour atteindre les vaisseaux sanguins et lymphatiques. Elles peuvent ensuite diffuser dans le reste de l'organisme et former des métastases.

Selon les données de l'OMS/GLOBOCAN 2022, en Afrique le tableau de l'observatoire des cancers se présente comme ceci :

Top 5 most frequent cancers**

Males

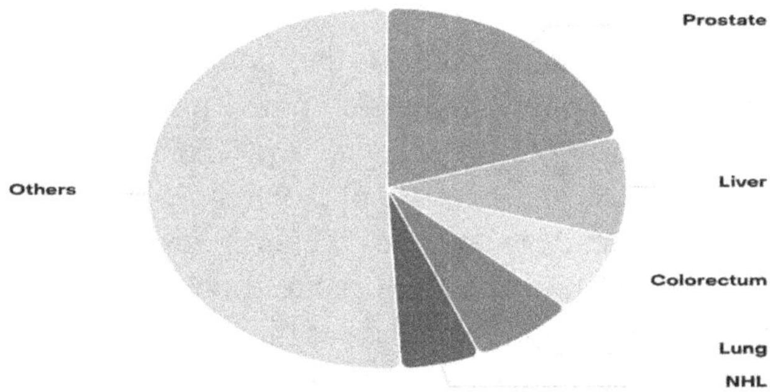

Total: 506 032

Rank	Cancer site	Number of cases	Percent
1st	Prostate	103 050	20.4%
2nd	Liver	45 904	9.1%
3rd	Colorectum	36 191	7.2%
4th	Lung	35 855	7.1%
5th	NHL	27 310	5.4%
-	Others	257 722	50.9%

Number of new cases in 2022, males, all ages

3.3. En Afrique, le cancer de la prostate est identifié comme un problème majeur de santé publique

« L'inadéquation des services de lutte contre le cancer se traduit par une augmentation continue des décès prématurés » (OMS, 2022). Rappelons que selon le rapport de l'*OMS* Globocan 2020 (The Global Cancer Observatory/Mars 2021) *: « En 2020,* l'OMS estime qu'en Afrique, 1 109 209 nouveaux cas de cancer ont été enregistrés ; 711 400 le nombre de décès dus au cancer. Chez les hommes, le cancer de la prostate représente 19,7 % des nouveaux cas, soit 93 173 personnes et le cancer du poumon 7 % des nouveaux cas, soit 33 282 personnes. c'est dans les pays à revenus faibles ou intermédiaires, qui enregistrent les plus faibles taux de survie, que le nombre de nouveaux cas augmentera le plus fortement dans les prochaines années. »

Le Cancer de la prostate est une préoccupation sanitaire majeure dans les pays africains comme l'indiquent plusieurs études, notamment celle de Tengue, Kpatcha, Botcho, Leloua, Amavi, Sikpa, Sewa, Anoukoum, Amegbor, Dosseh (2015). En effet, le cancer de la prostate (adénocarcinome prostatique) est devenu un problème de santé publique du fait de l'augmentation de son incidence et du taux élevé des décès. Les études scientifiques documentent suffisamment le fait que l'incidence du cancer de la prostate est en forte augmentation en Afrique subsaharienne. « En Afrique, le cancer de la prostate contribue de manière significative au fardeau de la santé publique » (Baratedi & al., 2020).

Le cancer de la prostate en Afrique au sud du Sahara est un réel problème de santé publique, son incidence est en augmentation, avec un taux de mortalité très élevé. C'est ce que révèle entre autres l'étude de Nzamba et al. (2020, p.50) : « Cancer de la prostate chez le sujet de race noire en Côte-d'Ivoire » indiquant que : « le cancer de la prostate est considéré comme un véritable problème de santé publique avec de nouveaux enjeux sanitaires ». C'est également ce qu'indique l'étude de Modou Ndiaye et al. (2020, p.e 4004) au Sénégal : « Cancer de la prostate au Centre Hospitalier Universitaire Aristidie Le Dantec de Dakar » : « Le cancer de la prostate représente un enjeu majeur de santé publique et, mais il reste très peu documenté en Afrique subsaharienne... L'incidence du cancer de la prostate est en augmentation dans notre centre. Les formes métastatiques restent prédominantes assombrissant le pronostic vital. Des campagnes de dépistage précoce du cancer de la prostate sont à envisager. ».

Les taux d'incidence du cancer de la prostate en Afrique sont susceptibles de continuer à augmenter. Les Africains sont les plus exposés au risque de cancer de la prostate. Il a été suffisamment documenté que le cancer de la prostate touche de manière disproportionnée les hommes en Afrique en général, et en Afrique subsaharienne en particulier. Les mêmes études dans les pays africains qui font état d'une incidence plus élevée du cancer de la prostate corroborent le fait que le cancer de la prostate représente un grave problème de santé publique du fait qu'il est connu que les hommes d'origine africaine et afro-caribéenne présentent également un risque plus élevé de développer une forme plus agressive de cancer de la prostate et de le développer à un âge plus jeune que les hommes d'origine européenne. Le cancer de la prostate est une préoccupation importante de santé publique parce qu'il représente également près d'un quart de tous les cas de cancer diagnostiqués en Afrique. Avec la croissance du fardeau du cancer, l'on prévoit également une augmentation du niveau des besoins non satisfaits. Moins outillés face au cancer de la prostate, les pays africains assistent bien souvent impuissants au taux élevé de mortalité dû à ce cancer qui est reconnu comme un problème majeur de santé publique en raison de la fréquence et la sévérité de la maladie ainsi que des coûts qu'il entraîne, tant sociaux qu'économiques. Le lourd fardeau du cancer qui s'agrandit exerce une énorme pression financière sur les pays africains avec des pertes économiques qui se chiffrent dans les milliards de dollars par an. Dans la plupart des pays africains, la surveillance épidémiologique de cette maladie est essentiellement réalisée à partir des données d'incidence et de mortalité. Il n'existe pas des registres nationaux ni d'indicateur de prévalence du cancer qui puissent permettre aux acteurs et actrices de surveillance de mieux documenter le fardeau de cet important enjeu de santé publique.

Dans l'analyse suivante « Le cancer dans l'Afrique subsaharienne : Une commission du Lancet oncology » (2022) sont identifiés les problèmes qui relèvent du poids majeur du cancer en Afrique : l'incidence du cancer dans l'Afrique subsaharienne a doublé ; les cancers les plus courants dans la région (en termes d'incidence et de mortalité) sont le cancer du sein, le cancer du cervix, et le cancer de la prostate.

> Les systèmes de santé fragiles des pays de l'Afrique subsaharienne sont mal équipés à gérer un fardeau du cancer qui s'alourdit rapidement, dû à de multiples problèmes comme le manque, ou caractère incomplet, des registres de données sur le cancer ; des programmes de prévention du cancer insuffisants ; la faible disponibilité de, et accès au, dépistage et au diagnostic et traitement ; une offre insuffisante de soins palliatifs ; et une énorme pénurie de personnel médical formé et expérimenté (comme les pathologistes, oncologues cliniques, chirurgiens, radio- oncologues, infirmières, et autre personnel de soutien essentiel), ce qui ne fait qu'aggraver une situation déjà inquiétante et qui ne cesse de se détériorer.

Dans les pays africains, l'accès onéreux aux traitements anticancéreux rend ceux-ci inaccessibles pour la plupart des gens. Cela explique dans la plupart des cas, l'utilisation courante de la médecine traditionnelle et le recours aux pratiques religieuses. Les centres hospitaliers ayant des possibilités d'offrir des soins aux cancéreux sont eux aussi inaccessibles tant du point de vue économique que du point de vue géographique pour de nombreux patients vulnérables atteints de cancer qui vivent dans les vastes régions rurales du continent et ont du mal à accéder aux soins dont ils ont fortement besoin. La pauvreté en matériel pour la grande majorité des structures sanitaires rendent impossibles des traitements telles la chimiothérapie et la radiothérapie. « 95 % des équipements de radiothérapie ne sont accessibles qu'à 20 % de la population mondiale » (The Lancet 2018). L'OMS (2022) abonde dans le même sens : Un manque criant d'équipement adapté, l'absence des soins palliatifs et l'insuffisance des antidouleurs et des morphiniques, la faiblesse de desserte en énergie électrique ne permettent pas une prise en charge maximale des patients cancéreux. Le manque important des professionnels bien formés en soins des cancéreux rend ses soins très aléatoires. Par ailleurs, il y a absence des mécanismes pour empêcher l'exode des chercheurs et des professionnels de santé spécialisés vers les pays riches. En plus, il y a une carence remarquable de dépistage en oncologie qui permettrait de découvrir la maladie au stade précoce. Cela fait que la plupart des patients qui sollicitent les soins médicaux sont atteints d'un cancer à un stade avancé. Le manque de dépistage limite les possibilités de survie qui pourraient être d'une grande utilité pour remédier à la situation. La base importante de tous ces problèmes est bien l'insuffisance du financement qui est l'un des facteurs qui semblent sous-tendre beaucoup de ces problèmes. Ceci empêche la création de stratégies efficaces de lutte contre le cancer. À l'insuffisance du financement déplorable, il faut ajouter l'instabilité politique et les conflits armés persistants régionaux qui créent des complexités supplémentaires.

Dans sa publication du 11 mars 2022, « Où en est-on avec les soins du cancer en Afrique aujourd'hui ? », l'OMS note parmi les constats qu'en Afrique, de nombreux patients diagnostiqués pour un cancer se trouvant à un stade avancé ne terminent pas leurs soins. Un obstacle majeur a été la pénurie de personnel des services d'oncologie dans le continuum des soins du cancer. De nombreuses régions sont en outre confrontées à des systèmes dysfonctionnels et à une faible infrastructure d'oncologie. Ces problèmes sont encore aggravés par des obstacles socioculturels tels que le fatalisme et la stigmatisation, un manque général de sensibilisation à la fois des prestataires et des populations aux signes et symptômes du cancer, et le recours à des thérapies alternatives qui peuvent retarder les soins. La qualité des services varie, avec un manque de réglementation des services et des produits utilisés, un manque de protocoles de traitement et un non-respect des directives.

3.4. En Afrique, le taux élevé de mortalité attribué au cancer de la prostate est identifié comme étant dû à la consultation tardive

La déplorable consultation tardive en Afrique est corroborée par plusieurs études notamment celle au Sénégal de Ndoye, Niang, Gandaho, Jalloh, Labou, Gueye, (2014), « Cancer avancé de la prostate au Sénégal. Aspects diagnostiques à l'hôpital de Grand Yoff » : « Le cancer de la prostate est une affection fréquente dont la découverte continue à se faire à des stades avancés en Afrique. Le cancer de la prostate est encore une affection tardivement diagnostiquée dans les pays en voie de développement avec une morbidité très élevée. Une meilleure prise en charge passe par l'amélioration des conditions pour une détection précoce et volontaire des personnes à risque, mais aussi par l'amélioration des soins de support ». Par rapport à la découverte de leur cancer de la prostate chez les patients africains, celui-ci n'est jamais précédé par un dépistage. Rares sont des personnes ayant bénéficié d'au moins un dépistage. L'intervention chirurgicale sollicitée souvent comme dernier recours arrive toujours trop tard, car leur cancer de la prostate est souvent découvert à des stades avancés. D'où un pourcentage de décès élevé dû à ce cancer. En Afrique subsaharienne, ce constat est corroboré par des médecins togolais Tengue, Kpatcha, Botcho, Leloua,Amavi,Sikpa, Sewa, Anoukoum, Amegbor, Dosseh, (2015) qui notent ceci en conclusion dans leur étude menée à Lomé au Togo : « La présence de nombreuses formes métastasées qui caractérisent le cancer de la prostate est liée à un retard de consultation de nos patients. Ceci explique également le taux de décès par cancer de prostate élevé dans notre série. » Ce même constat va dans le même sens que celui fait par les médecins chercheurs ivoiriens Nzamba, Odo, Nziengui, Kouassi, Kagambega, Touré (2020), dans leur étude « Cancer de la prostate chez le sujet de race noire en Côte-d'Ivoire » indiquant : « Résultats : Dans 95 % des cas nos patients consultaient à un stade localement avancé ou métastatique avec l'os comme site préférentiel (68 % des cas). Conclusion : Le cancer de la prostate survient dans notre contexte d'exercice chez des patients relativement jeunes avec une fréquence de plus en plus croissante d'antécédents familiaux...Nos patients consultaient le plus souvent à des stades localement avancés ou métastatiques dans 95 % des cas. Ce diagnostic tardif était le plus souvent observé chez les patients de bas socioéconomique ».

L'étude des médecins chercheurs africains (togolais et sénégalais) « Prévalence du cancer de la prostate à l'autopsie chez le noir africain : à propos d'une série de 81 cas » publiée dans le Journal de Recherche Scientifique de l'Université de Lomé (Togo), il s'agit de l'étude de Kpatcha, Anoukoum, Darré, Botcho, Sarr, Gaye, Ndoye, Diagne (2013). La conclusion de cette étude indique que les populations masculines africaines diagnostiquées du cancer de la prostate sont de plus en plus jeunes et, le diagnostic arrive souvent trop tard, d'où le taux élevé de mortalité.

> **Résultats** : L'âge moyen des sujets était de 48,8 ans+-/10,7 ans. Le poids moyen des pièces d'autopsies était de 39,09 g +/- 9,5 g.

L'adénocarcinome a été retrouvé sur 21 pièces (25,92 %). Les prévalences étaient de 21,42 % pour la 4e décennie, 40 % pour la 5e et 66,66 % pour la 9e décennie. Les lésions de néoplasie intra épithéliale étaient présentes sur 7 prostates (8,64 %). Les prévalences étaient respectivement de 5 % pour la tranche de 20-29 ans, 28 % pour la tranche 30 - 39 ans et 13,33 % pour la tranche 40-49 ans. L'adénome de prostate a été observé sur 18 pièces (22,2 % des cas prélevés). La tranche d'âge la plus représentée était celle des 60-69 ans avec 6 cas.

Après analyse et interprétations des résultats, Kpatcha, Anoukoum, Darré, Botcho, Sarr, Gaye, Ndoye, Diagne (2013) arrivent à la conclusion suivante : « Au total, les lésions d'adénocarcinome prostatique et de néoplasie intra épithéliale concernait les hommes africains jeunes dont une proportion non négligeable était non diagnostiquée. Ainsi, l'âge de début du dépistage du cancer de la prostate en Afrique devrait être réévalué et abaissé. Il pourrait ainsi être débuté dès la 4e décennie (30-39 ans) ».

C'est dans le même sens qu'abondent, d'une part, l'étude des médecins chercheurs togolais, et d'autre part, l'étude des médecins ivoiriens. En ce qui concerne l'étude des médecins chercheurs du Togo « Profil épidémiologique, diagnostique, thérapeutique et évolutif du cancer de la prostate au Togo » de Tengue, Kpatcha, Botcho, Leloua, KAmavi, Sikpa, Sewa, Anoukoum, Amégbor, Dosseh (2016) publiée dans *African Journal of Urology*, intéressons-nous aux résultats et à la conclusion :

Résultats : En 3 ans, 232 cas de cancer de la prostate ont été pris en charge dans le service d'urologie du CHU Sylvanus Olympio soit en moyenne 77,3 cas/an. L'âge moyen des patients était de

> 68,5 ± 9,6 ans avec des extrêmes de 47 ans et 97 ans. La manifestation clinique prédominante était la douleur osseuse associée à des troubles urinaires. Le taux de PSA total médian était de 123,5 ng/ml. L'histologie montrait qu'il s'agissait d'un adénocarcinome dans tous les cas avec 32,7 % de formes peu différenciées. Le bilan d'extension révélait 75,9 % des tumeurs métastasées.

Ces chercheurs togolais ont également relevé dans leurs résultats que le site de prédilection des métastases était le tissu osseux, mais un cas de métastase cutanée était noté. La prostatectomie radicale était réalisée chez 15 patients soit 6,4 % et le traitement hormonal dans 93,1 % des cas. Le taux de décès observé dans notre série était de 15,1 %.

Après analyse et interprétations des résultats, Tengue, Kpatcha, Botcho, Leloua, KAmavi, Sikpa, Sewa, Anoukoum, Amégbor, Dosseh (2016) arrivent à la conclusion que le cancer de la prostate est souvent découvert au Togo à des stades avancés avec un pourcentage de décès élevé d'où l'intérêt d'insister sur les moyens de dépistage.

> « Le cancer de la prostate est une affection fréquente au Togo avec une incidence en augmentation. Il se manifeste essentiellement par des troubles urinaires associés à des douleurs osseuses. Il survient surtout vers la septième décade. La présence de nombreuses formes métastasées qui le caractérisent est liée à un retard de consultation de nos patients. Ceci explique également le taux de décès par cancer de prostate élevé dans notre série. Le dépistage et la consultation précoces (dès les premiers symptômes) constituent les meilleurs moyens permettant d'améliorer la survie devant le cancer de la prostate ».

Pour leur part, l'étude des médecins chercheurs ivoiriens Nzamba, Odo, Nziengui, Kouassi, Kagambega, Touré (2020) « Cancer de la prostate chez le sujet de race noire en Côte-d'Ivoire » indique dans leurs résultats et leur conclusion les éléments qui corroborent la thèse de la découverte de ce cancer souvent à des stades avancés. Les **résultats** de leur étude renseignent ceci : « L'âge moyen était de 57 ans. La notion de cancer familiale concernait 17,7 % patients. Le PSA était supérieur à 50 ng/ml dans 71 % des cas. Dans 95 % des cas, nos patients consultaient à un stade localement avancé ou métastatique avec l'os comme site préférentiel (68 % des cas) ». Leur étude arrive à la conclusion suivante : « Le cancer de la prostate survient dans notre contexte d'exercice chez des patients relativement jeunes avec une fréquence de plus en plus croissante d'antécédents familiaux...Nos patients consultaient le plus souvent à des stades localement avancés ou métastatiques dans 95 % des cas. Ce diagnostic tardif était le plus souvent observé chez les patients de bas socioéconomique ».

Cette étude des médecins chercheurs ivoiriens note clairement que : « Le cancer de la prostate est étroitement lié à l'âge et à la race. Son incidence standardisée en Côte d'Ivoire était, en 2018, de 17,2 %... En Afrique au sud du Sahara, le cancer de la prostate est considéré comme un véritable problème de santé publique avec de nouveaux enjeux sanitaires. ... En Côte d'Ivoire, à notre connaissance, très peu d'études se sont intéressées aux particularités épidémiologiques, diagnostiques et thérapeutiques du cancer de la prostate ».

En Afrique, il est donc établi et bien connu que le cancer de la prostate est toujours découvert à des stades avancés. Cela est souvent dû aux systèmes de santé fragiles des pays de l'Afrique subsaharienne qui sont mal équipés à gérer un fardeau du cancer qui s'alourdit rapidement, dû à de multiples problèmes comme le manque, ou caractère incomplet, des registres de données sur le cancer ; des programmes de prévention du cancer insuffisants ; la faible disponibilité de dépistage, et même les énormes difficultés d'accès au dépistage et au diagnostic et traitement ; une offre insuffisante de soins palliatifs ; et une énorme pénurie de personnel médical formé et expérimenté (comme les pathologistes, oncologues cliniques, chirurgiens, radio-oncologues, infirmières, et autre personnel de soutien essentiel), ce qui ne fait qu'aggraver une situation déjà inquiétante et qui ne cesse de se détériorer. Ajouter à cela le fait que les patients atteints du cancer de la prostate privilégient d'abord les moyens accessibles de la médecine traditionnelle ou les pratiques culturelles et religieuses avant de se résoudre à rejoindre les milieux hospitaliers pour qu'on prenne soin d'eux même de façon minimale. Le taux de mortalité élevé dû au cancer de la prostate relève de la consultation tardive comme le note l'illustre l'étude de Fofana, Kouame, Gowe, Kramo, Konan, Moro, Dekou,, Ouegnin, Ganzan,(2016), « Cancer métastase de la prostate : Aspects socio-économiques, radiologiques et évolutifs en Côte d'Ivoire » :

> « Le cancer de la prostate en Côte d'Ivoire est un cancer de découverte métastatique. C'est un cancer fréquent, agressif...La survie moyenne des malades était de 18 mois. La majorité (85 %) consultait tardivement entre 2 et 3 ans... Les patients dans notre étude consultaient tard, 85,6 % ont consulté entre 2 et 3 ans après le début des manifestations cliniques. Cela s'expliquerait d'une part par la méconnaissance des signes de la maladie et à l'analphabétisme, d'autre part à la prééminence de la médecine traditionnelle et de la paupérisation de la population dont la grande majorité est rurale ou sans emploi, dans nos pays au sud du Sahara ».

À propos des consultations tardives, alors que la maladie est déjà très avancée, l'étude de Fofana, Kouame, Gowe, Kramo, Konan, Moro, Dekou,, Ouegnin, Ganzan,(2016) renseigne également ceci :

> « Ce retard est également observé dans la série d'Ammani au Maroc qui avait mis en évidence un retard à la consultation de deux tiers (2/3) des patients, diagnostiqués également au stade tardif. Dans l'étude de Fournier plus de la moitié des tumeurs découvertes avaient une dissémination extra capsulaire et étaient d'emblée incurables. C'est un cancer découvert à un stade très évolué avec des métastases osseuses ».

Le fait de la consultation tardive est suffisamment documenté. Ammani, Janane, Chafiki, Sossa, Harrech, Moufid, et al. (2007), indiquent que dans la majorité des cas, la plupart des patients africains sont vus à un stade métastatique. L'observation de nombreux cas de patients ayant consulté au stade de métastases explique aussi en grande partie le taux de mortalité élevé par cancer de la prostate observé. Le diagnostic du cancer de la prostate est le plus souvent tardif (Niang, Ndoye, Ouattara, Jalloh, Labou, Thiam, Kouka, Diaw, Gueye (2013). Ce constat est fait aussi par d'autres auteurs tels que Konan, Manzan, Dekou, Kouamé, Djedjé (2002) ; Konan, P.G., Manzan, K., Dekou, A.H., Dédjé, M.A., Yao, D.C. (2000), en Côte d'Ivoire. Ce qui témoigne que le diagnostic du cancer de la prostate est fait le plus souvent au stade de métastases. Pour résumer, en Afrique, la grande majorité des patients qui consultent pour raison des problèmes de santé liés aux troubles mictionnels, le cancer de la prostate est souvent découvert à des stades avancés, ce qui occasionne un taux élevé de mortalité dû au cancer de la prostate.

3.5. En Afrique, la prise en charge médicale du cancer de la prostate entraîne un tourisme médical des Africains fortunés qui vont se faire soigner ailleurs

En Afrique, on remarque souvent que les patients fortunés partent dans les pays étrangers (en Afrique du Sud ou en Inde, soit encore en France et en Belgique, ou au Canada et aux États-Unis) pour se faire soigner leur maladie liée à la prostate, et cela, sans dépistage préalable sur place dans leur propre pays. Cette expérience de « tourisme médical » est corroborée par Nys (2010) dans son article « Les nouveaux flux de migrations médicales » dans lequel est pointé le constat d'un déplacement important des patients africains fortunés vers les pays occidentaux et asiatiques : « le tourisme médical amène les patients à se faire soigner là où les soins offrent le meilleur rapport qualité-prix. Un mouvement asymétrique se crée : un flux de patients "aisés" se déplace du Sud vers les établissements hospitaliers mieux équipés du Nord »[32].

Dans leur étude, Mogaka et al (2017) déclarent que les Africains vont se faire soigner dans les pays étrangers à la recherche de « compétences et de prestations qu'ils ne trouvent pas chez eux », essentiellement en chirurgie, oncologie, greffe, hématologie[33]. Le suivi des soins des complications liées au cancer de la prostate figure également parmi les soins recherchés. « Il s'agit en quelque sorte de créer une filière VIP » afin de répondre aux besoins d'une patientèle qui a tous les moyens de s'offrir des soins dans son pays d'origine, mais n'y trouve pas l'expertise qu'il faut. Dans son

---

[32] Nys, J.F. (2010), « Les nouveaux flux de migrations médicales » in *Revue Internationale et Stratégique* 2010/1 (n° 7), p. 24-35. https://www.cairn.info/revue-internationale-et-strategique-2010-1-page-24.htm

[33] Mogaka, John J. O. et collab. (2017). « Effects of Medical Tourism on Health Systems in
Africa », in *African Journal of Hospitality, Tourism and Leisure*, vol. 6, p.1-25.

article « Le fantasme des riches étrangers se faisant soigner en France », le journal L'Express rapporte que : la clinique de l'Alma, près de la Tour Eiffel, ambitionne de faire passer de 5 à plus de 10 % le chiffre d'affaires lié à ces patients, notamment grâce à des chambres et une restauration de haut standing, avec Lenôtre comme fournisseur. Mais là encore, la notoriété des médecins est la principale carte de visite, la clinique n'en est qu'au stade « des contacts » avec des sociétés de marketing, encore rares en France. L'une d'elles, France-surgery, « conciergerie médicale », met en relation patients, cliniques privées et organismes touristiques, explique sa cofondatrice Carine Hilaire[34].

Les soins liés au cancer de la prostate en Afrique contribuent substantiellement à une augmentation du tourisme médical dans le monde pour les patients financièrement riches. En Europe particulièrement, les patients africains viennent vraiment chercher de la qualité des soins sur des traitements particuliers. En effet, « Le tourisme médical en Afrique est, depuis quelques années, un secteur en plein essor. ...car dans le pays comme la République démocratique du Congo, un pays qui sort de guerre et qui se reconstruit également sur le plan sanitaire, car il y a un grand manque sur ce plan et une précarité des équipements et matériels de santé. Le pays est ouvert à tout investissement depuis la Tunisie ou tout autre pays étranger. »[35]Il va sans dire de rappeler que le tourisme médical est devenu pour les uns un business très lucratif sur le continent africain, et pour les autres une

---

[34] AFP, « « Le fantasme des riches étrangers se faisant soigner en France », le journal L'Express, Publié le 05/12/2014 à 11:34, mis à jour à 11:36 https://www.lexpress.fr/societe/le-fantasme-des-riches-etrangers-se-faisant-soigner-en-france_1629393.html

[35] Fatma Bendhaou (2021), « Afrique : Le tourisme médical, un secteur en plein essor - Le Maghreb en tête du peloton » dans *AA Afrique* publié le 22.12.2021 - Mise À Jour : 22.12.2021 https://www.aa.com.tr/fr/afrique/afrique-le-tourisme-m%C3%A9dical-un-secteur-en-plein-essor/2453985

opportunité d'emplois et des soins. Il existe d'ailleurs à ce sujet une plateforme du Congrès Africain du Tourisme Médical, également connue sous le nom d'« AMTC » qui se distingue comme l'événement leader en Afrique dans le domaine, rassemblant les esprits les plus brillants, les praticiens éminents et les innovateurs de l'industrie du tourisme médicale. Cet événement de premier plan offre une tribune exclusive pour discuter des avancées et des défis du tourisme médical en Afrique et dans le monde, favorisant ainsi la collaboration entre les acteurs clés du secteur. Avec des sessions informatives, des débats stimulants et des opportunités de réseautage, le Congrès Africain du Tourisme Médical joue un rôle crucial dans la promotion de l'excellence, du partage des connaissances et du renforcement des liens internationaux dans le domaine du tourisme médical sur le continent africain »[36].

Il existe des circuits bien connus des Africains qui ont des moyens pour aller se faire soigner à l'étranger. Ces circuits sont connus par les patients africains atteints des maladies de la prostate, entre autres du cancer de la prostate. Lorsque ceux-ci ont connu une amélioration de leur état de santé ou une rémission complète, cela circule de bouche à oreille et draine du monde qui emprunte le même schéma, les uns avec succès, d'autres, nombreux, finissent par mourir du fait que la maladie a été découverte dans un état avancé.

Dans son mémoire à l'Université d'Ottawa, Lafrenière (2018) « Les effets du tourisme médical sur la résilience des systèmes de santé en Afrique » souligne combien les malades africains atteints du cancer dépensent sans compter en soins de santé à l'étranger. « De plus en plus d'individus décident donc de voyager (à l'intérieur des frontières de l'Afrique ou

---

[36] AMTC Côte d'ivoire'24 « Le Congrès Africain du Tourisme Médical s'installe à Abidjan pour sa cinquième édition ». https://amtc-côtedivoire.com/

vers d'autres continents) afin de recevoir de meilleurs soins de santé »[37]. Effectivement, en raison de la faible résilience des systèmes de santé africains et du fait que la plupart de ces pays ne sont pas en mesure de fournir des services des soins médicaux à la majorité de leurs populations (Ahwireng-Obeng et Loggerenberg, 2010), ceux qui ont les moyens s'offrent des séjours à l'étranger pour aller se faire soigner[38]. Les patients africains atteints du cancer de la prostate vont chercher ailleurs le confort et l'expertise des soins qu'ils ne trouvent pas dans leur pays où : « une gouvernance difficile, un système de santé à deux vitesses, un financement insuffisant du secteur de santé publique et une pénurie des ressources humaines en santé sont les principaux effets du tourisme médical sur la résilience des systèmes de santé » (Lafrenière, 2018).

« L'inadéquation des services de lutte contre le cancer se traduit par une augmentation continue des décès prématurés. Au-delà de la santé, les répercussions sont grandes lorsqu'un élément important du personnel est perdu ou compromis » (OMS, 2022).

Les traitements du cancer de la prostate par chimiothérapie et par radiothérapie figurent parmi les soins recherchés par les patients fortunés dans les pays étrangers.

---

[37] Lafrenière, c.(2018) « Les effets du tourisme médical sur la résilience des systèmes de santé en Afrique ». Lafrenière_Carolann_2018_mémoire.pdf (407,88 KB)
http://hdl.handle.net/10393/38167 https://doi.org/10.20381/ruor-22422

[38] AHWIRENG-OBENG, Frederick et Charl van LOGGERENBERG (2010). « Africa's middle
class women bring entrepreneurial opportunities in breast care medical tourism to South
Africa », International Journal of Health Planning and Management, n°26, p.39-55.

3.6. En Afrique, on note la rareté ou le déficit de fréquentation du dépistage du cancer de la prostate

Par rapport à la découverte de leur cancer, celui-ci n'est jamais précédé par un dépistage. Rares sont des personnes ayant bénéficié d'au moins un dépistage. Ce constat est corroboré par les médecins chercheurs togolais et sénégalais dont le but de l'étude était de déterminer la prévalence du cancer de prostate non diagnostiqué au décès du sujet à Dakar au Sénégal. Dans les résultats de leur étude, Kpatcha, Anoukoum, Darré, Botcho, Sarr, Gaye, Ndoye, Diagne, (2013), indiquent ce qui suit : « En Afrique, le bas niveau de médicalisation et les difficultés à l'accès des services de santé rendent cette affection moins connue et le diagnostic tardif, parfois même non diagnostiquée. ... Le recours au dépistage n'est pas fréquent ». Dans le même sens, Awosan et al (2018) soulignent dans la conclusion de leur recherche : « This study showed poor knowledge of prostate cancer and zero uptake of prostate cancer screening among the participants ». Le recours au dépistage toujours insuffisant ne permet pas de réduire le taux de mortalité liée à ce cancer. l'évitement du dépistage est la cause d'innombrables cas de la consultation tardive avec la même conséquence, à savoir, le taux élevé des décès. L'étude de Chu, Ritchey, Devesa, Quraishi, Zhang, Hsing (2011) abonde dans le même sens en soulignant le fait que les hommes afro-américains ont l'un des taux d'incidence du cancer de la prostate le plus élevé au monde, mais les taux chez leurs homologues africains ne sont pas clairs.

Les études ont également démontré que lorsque ce cancer est décelé tôt, le traitement est souvent une réussite. Le dépistage est donc essentiel pour une prise en charge rapide de la maladie. Le test de dépistage de l'antigène prostatique spécifique (APS), en anglais *Prostate Specific Antigen* (PSA), est la meilleure méthode pour déceler le cancer de la prostate.

En effet, c'est notoirement connu, le dépistage permet de découvrir certains cancers précocement. Certaines études estiment même qu'il est jusqu'à présent le seul moyen existant susceptible de réduire le taux de mortalité dû au cancer de la prostate. C'est notamment le cas de l'étude Terrier & al. (2017) affirmant que : « L'incidence du cancer de la prostate diminue grâce à une pratique plus ciblée du dépistage et à l'amélioration des outils diagnostiques. Le dépistage de masse n'est pas recommandé ». En Afrique subsaharienne, l'étude de Tengue & al. (2015) au Togo arrive à la même conclusion : « Le cancer de la prostate est une affection fréquente au Togo avec une incidence en augmentation. ... La présence de nombreuses formes métastasées qui le caractérisent est liée à un retard de consultation de nos patients. Ceci explique également le taux de décès par cancer de prostate élevé dans notre série. Le dépistage et la consultation précoces (dès les premiers symptômes) constituent les meilleurs moyens permettant d'améliorer la survie devant le cancer de la prostate ». Il en va de même de l'étude d'ALIAM (Alliance des Ligues francophones Africaines et Méditerranéennes contre le cancer) publié en juin 2017 sous le titre « Les cancers en Afrique francophone », qui affirme que : « Le cancer de la prostate est donc fréquent et le dépistage reste la meilleure façon de procéder à un diagnostic précoce. À défaut de mener des dépistages de masse, il est important d'encourager le dépistage individuel et le diagnostic précoce par une bonne sensibilisation » (ALIAM, 2017, p.56). En effet, pour réduire le taux de mortalité dû à ce cancer, le dépistage est indiqué comme une voie à suivre. De même, les recommandations des urologues canadiens (Rendon & al., 2017) abondent dans le même sens : « Le dépistage en population a montré des avantages dans la réduction de mortalité par cancer de la prostate... Lorsqu'on procède au dépistage du cancer de la prostate, l'objectif global devrait être la détection précoce d'un cancer de la prostate cliniquement important chez les hommes en bonne santé tout en minimisant la détection et le traitement des cancers à faible risque ».

Le dépistage du cancer de la prostate est fortement recommandé chez les hommes de 50 ans et plus. Mais en Afrique subsaharienne, les études montrent que le cancer de la prostate concerne de plus en plus des sujets jeunes. C'est le cas de l'étude de Rebbek & al. (2011) estimant que le cancer de la prostate chez le Noir africain serait principalement présent chez des sujets relativement jeunes (en moyenne inférieure à 50 ans). Vu l'incidence en constante augmentation du cancer de la prostate, des scientifiques préconisent même que l'âge du primo dépistage soit inférieur à 50 ans. C'est le cas notamment de l'étude de Kpatcha & al. (2015) : « Au total, les lésions d'adénocarcinome prostatique et de néoplasie intra épithéliale intéressent l'homme jeune dont une proportion non négligeable reste non diagnostiquée. Ainsi, l'âge de début du dépistage du cancer de la prostate en Afrique devrait être réévalué et revu à la baisse. Il pourrait ainsi être débuté dès la 4e décennie (30-39 ans) ». De même l'étude de Kikachukwu & al. (2022) indique qu'« Étant donné que les hommes noirs sont, dans l'ensemble, plus à risque à l'égard du cancer de la prostate métastatique, il y a lieu de se demander si le dosage de l'APS ne devrait pas commencer à un plus jeune âge chez cette population ».

Or, plusieurs études indiquent que le dépistage du cancer de la prostate pose un réel problème d'insuffisance ou d'absence de fréquentation. Les hommes en Afrique sont généralement réticents à se soumettre aux tests de dépistage du cancer de la prostate (James et al., 2017,). Olapade-Olaopa, Obamuyide et Yisa (2008) ont également noté que les hommes d'Afrique subsaharienne résistent à l'idée de se faire dépister. Il existe donc un déficit avéré de fréquentation de ce dépistage dans les milieux des populations de souche africaine et caribéenne.

Dans les pays d'Afrique au sud du Sahara, le taux élevé de mortalité dû au cancer de la prostate indique clairement le fait que, faute d'un diagnostic précoce, les patients qui en sont atteints ne sont pas pris en charge de manière anticipée pour assurer les chances de leur survie. Plusieurs études constatent qu'il y a un faible taux de dépistage et soulignent même avec insistance la nécessité de rabaisser l'âge du dépistage à partir de 30 ans. C'est le cas de l'étude de Tengue et al. (2016) qui affirme que : « Le cancer de la prostate est souvent découvert au Togo à des stades avancés avec un pourcentage de décès élevé d'où l'intérêt d'insister sur les moyens de dépistage. ... Le dépistage et la consultation précoces (dès les premiers symptômes) constituent les meilleurs moyens permettant d'améliorer la survie devant le cancer de la prostate ». C'est aussi le cas de l'étude de Kpatcha et al. (2013). La conclusion de cette étude indique que les populations masculines africaines diagnostiquées du cancer de la prostate sont de plus en plus jeunes et, le diagnostic arrive souvent trop tard, d'où le taux élevé de mortalité. « Au total, les lésions d'adénocarcinome prostatique et de néoplasie intra épithéliale concernait les hommes africains jeunes dont une proportion non négligeable était non diagnostiquée. Ainsi, l'âge de début du dépistage du cancer de la prostate en Afrique devrait être réévalué et abaissé. Il pourrait ainsi être débuté dès la 4e décennie (30-39 ans) ».

En Afrique subsaharienne, l'insuffisance de fréquentation du dépistage du cancer de la prostate est vraiment préoccupante au plus haut point. Par exemple, dans leur étude, Kpatcha & al. (2013) indiquent ce qui suit : « En Afrique le bas niveau de médicalisation et les difficultés à l'accès des services de santé rendent cette affection moins connue et le diagnostic tardif, parfois même non diagnostiquée. ... ». De son côté, l'étude d'ALIAM (2017) déjà citée ci-dessus indique ceci :

« Spécificités africaines du dépistage : Le dépistage du cancer de la prostate n'est pas courant en Afrique pour plusieurs raisons : Il s'agit d'abord du manque de ressources humaines et matérielles. D'autre part, un plus grand nombre de cas de cancer de prostate diagnostiqués par ces dépistages aurait des conséquences en Santé Publique et poserait un problème éthique dans la mesure où il n'y a pas assez de ressources pour la prise en charge. Enfin, il existe un manque de connaissance de ce cancer dans la population générale limitant le dépistage individuel et le diagnostic précoce »[39]

Le dépistage du cancer de la prostate n'est pas courant en Afrique subsaharienne, autrement dit, ce dépistage n'y est pas fréquent. Il existe dans les pays africains au sud du Sahara ce que j'appelle ici « déficit de fréquentation du dépistage du cancer de la prostate ». Je juge qu'il est intéressant sur le plan scientifique, en se servant du dialogue interdisciplinaire entre la médecine et les sciences humaines, de connaître et de comprendre les causes explicatives de ce déficit de fréquentation du dépistage du cancer de la prostate.

[39] ALIAM (Alliance des Ligues francophones Africaines et Méditerranéennes contre le cancer), (juin 2017), *Les cancers en Afrique francophone*, p.56 *https://www.iccp-portal.org » files » LivreCancer*

IV.
Les controverses autour du dépistage du cancer de la prostate

Il existe un large débat sur le dépistage du cancer de la prostate comme le notent les urologues canadiens Mason & al. (2022) : « Le dépistage du cancer de la prostate est l'un des enjeux les plus controversés en urologie et en médecine préventive ». À propos du dépistage du cancer de la prostate, le dépistage des masses n'étant pas unanimement recommandé, les controverses se situent à trois niveaux : (1) sur les bénéfices du dépistage lui-même : sa nécessité et sa systématicité, (2) sur l'âge à partir duquel on doit conseiller le dépistage ; (3) sur les conséquences de la racialisation de la maladie.

4.1. Controverses sur les bénéfices du dépistage du cancer de la prostate : le dépistage est-il nécessaire ? le dépistage doit-il être systématique ?

Au sujet du bénéfice du dépistage pour réduire la mortalité, à savoir sa nécessité et sa systématicité, certains scientifiques trouvent que, le dépistage est la voie la plus indiquée à suivre. C'est ce que soulignent Terrier et al. (2017) : « L'incidence du cancer de la prostate diminue grâce à une pratique plus ciblée du dépistage et à l'amélioration des outils diagnostiques ». Les recommandations des urologues canadiens sur le dépistage et le diagnostic précoce du cancer de la prostate, Mason et al., (2022, R.24 et 30), abondent dans le même sens : « Lorsqu'on procède au dépistage du cancer de la prostate, l'objectif global devrait être la détection précoce d'un cancer de la prostate cliniquement important chez les hommes en bonne santé tout en minimisant la détection et le traitement des cancers à faible risque. ... Le dépistage en population a montré des avantages dans la réduction de mortalité par cancer de la prostate ».

En Afrique subsaharienne où le cancer de la prostate est fréquent avec un taux de mortalité élevé, le dépistage est reconnu comme la meilleure façon de procéder à un diagnostic précoce. « À défaut de mener des dépistages de masse, il est important d'encourager le dépistage individuel et le diagnostic précoce par une bonne sensibilisation » (ALIAM, 2017, p.56)[40].Cependant, d'autres scientifiques trouvent que les bénéfices du dépistage systématique ne sont pas démontrés scientifiquement dans la réduction du taux de mortalité. En effet, des études à très grande échelle réalisées en Europe et aux États-Unis indiquent que le bénéfice du dépistage systématique est soit inexistant, soit particulièrement faible. Parmi les contestataires des bénéfices du dépistage systématique du cancer de la prostate, on trouve en France la *Haute Autorité de Santé* HAS (2013) :

> « Selon la HAS, les tests de dépistage du cancer de la prostate ont une performance insuffisante :

[40] Études citées :
- Niang L, Kouka CN, Jalloh M, Gueye SM. *Screening for Prostate Cancer by Digital Rectal Examination and PSA Determination in Senegal.* ISRN Oncol 2011; 2011: 943704.
- Punga-Maole AM, Moningo DM, Kayembe PK, Tshikuela ML, Kabongo JM. *Study of prostate cancer screening in a populationof employees of a Kinshasa company in the Democratic Republic of Congo. Detection rate and nutritional and geographical risk factors.* Prog Urol 2008; 18:512-8.

- Le toucher rectal est opérateur- dépendant, a une spécificité élevée, mais une sensibilité basse.
- Le dosage du PSA génère des biopsies prostatiques inutiles en raison d'un manque de spécificité et d'une valeur prédictive positive de 30 %.
- Le dosage du PSA est susceptible de rassurer à tort les patients.
- En outre, il ne serait pas possible de distinguer les formes latentes des formes agressives parmi les cancers asymptomatiques.... »

Toujours, en ce concerne le dépistage du cancer de la prostate, La *Haute Autorité de Santé* (HAS) (2013) ajoute d''autres éléments à ceux qui viennent d'être énumérés. Elle ajoute notamment ceci :

> « • concernant les sujets à risque élevés de cancer de la prostate, HAS estime également qu'aucun bénéfice n'a été démontré concernant le dépistage, les études n'ont pas permis d'établir le bénéfice potentiel du dépistage en termes de mortalité spécifique ou globale.
>
> • Enfin, la balance-bénéfice/risque serait défavorable au dépistage, notamment en raison des risques de surdiagnostic et de surtraitement qui exposent les patients aux effets délétères des traitements du cancer de la prostate ».

Pour les contestataires des bénéfices du dépistage systématique du cancer de la prostate, la décision de procéder à un dépistage doit donc se prendre au cas par cas, en concertation avec le médecin traitant ou l'urologue. Ceux-ci sont tenus d'informer leur patient sur les bénéfices et les risques potentiels de leur choix. Par exemple, dans un article paru dans le journal français « Le Monde » en 2010, « Cancer de la prostate : un dépistage controversé »[41], Dominique Maraninchi, professeur de cancérologie à la Faculté de Médecine de Marseille, renseigne qu'en France, la Haute Autorité de santé l'Institut national du cancer (INCa), comme l'Institut national du cancer américain, ne recommande pas le dépistage systématique, car, si le dépistage permet de découvrir certains cancers précocement, les études menées dans le monde ne montrent pas de bénéfice collectif en termes de réduction de la mortalité. En plus, les détracteurs du dépistage systématique s'inquiètent des effets indésirables des examens médicaux (une biopsie de la prostate) réalisés en cas de valeur élevée de PSA. C'est le cas en Grande-Bretagne, de l'étude publiée dans le British Medical Journal[42] par Djulbegovic et al. (2010) qui évoque le risque et les méfaits de *« surtraitement ».* Dans cette étude ayant pour objectif d'examiner les preuves sur les bénéfices et les inconvénients du dépistage du cancer de la prostate, les auteurs sont parvenus aux conclusions suivantes : les preuves existantes issues d'essais contrôlés randomisés ne soutiennent pas l'utilisation courante du dépistage du cancer de la prostate avec un antigène spécifique de la prostate avec ou sans examen rectal numérique. « Conclusions : The existing evidence from randomised controlled trials does not support the routine use of screening for prostate cancer with prostate specific antigen with or without digital rectal examination ». Dans leur étude,

---

[41] Article paru dans le journal français « *Le Monde* » : « Cancer de la prostate : un dépistage controversé. La 6e journée nationale de la prostate était organisée, mercredi, par l'Association française d'urologie. » in Le Monde. Publié le 15 septembre 2010 à 18h50, mis à jour le 15 septembre 2010 à 18h50 https://www.lemonde.fr/societe/article/2010/09/15/cancer-de-la-prostate-un-depistage-controverse_1411654_3224.html

[42] Djulbegovic M, Beyth RJ, Neuberger MM, Stoffs TL, Vieweg J, Djulbegovic B, Dahm P. Djulbegovic M, Beyth RJ *et al.* (2010) « Screening for prostate cancer: systematic review and meta-analysis of randomised controlled trials. » in *BMJ.* 2010 Sep 14 ;341:c 4543. doi : 10.1136/bmj.c4543.

ces chercheurs anglais mettent en avant les inconvénients possibles suivants : 1° Le « surtraitement » : selon eux, suite au dépistage, on peut dénombrer de nombreux cas de cancers de la prostate « dormants », qui, dans la majorité des cas, n'évolueront jamais en cancer agressif. Malheureusement, il est impossible de différencier les cancers dormants des cancers nécessitant un suivi. Or une fois diagnostiqués, ces cancers - dormants ou non - sont traités de la même manière - ce qui pose problème dans le cas d'un cancer dormant, car il arrive que les traitements s'accompagnent d'effets secondaires indésirables par exemple : l'incontinence, l'impuissance.... 2° Les inconvénients liés aux examens eux-mêmes tels que les saignements et/ou les infections suite à la ponction, la survenue d'un stress inutile en cas de fausse alerte, etc. Ces inconvénients conduisent ces scientifiques à la conclusion suivante : chez les hommes de 50 ans et plus, asymptomatiques et sans antécédents familiaux, il n'existe actuellement aucun argument décisif justifiant d'encourager ou de déconseiller le dépistage annuel. Les avantages d'un dépistage précoce qui réduirait le risque déjà très limité de décès des suites d'un cancer de la prostate restent marginaux par rapport à ses inconvénients.

4.2. Controverses sur l'âge à partir duquel on doit conseiller le dépistage du cancer de la prostate

L'autre débat concerne l'âge. Au sujet de l'âge auquel il faut inviter les hommes à se faire dépister, existe le débat de fond suivant : d'une manière générale, les scientifiques des pays occidentaux indiquent que le dépistage du cancer de prostate peut être initié à partir de 50 ans pour la plupart des hommes et à 45 ans pour les hommes ayant des origines africaines ou pour les hommes ayant dans leur ascendance plusieurs antécédents familiaux de cancer de prostate. Cependant, les scientifiques des pays d'Afrique au sud du

Sahara où le cancer de la prostate est un réel problème de santé publique trouvent que l'âge du dépistage doit être abaissé à la trentaine. C'est le cas de l'étude de Kpatcha et al. (2013). La conclusion de cette étude indique que les populations masculines africaines diagnostiquées du cancer de la prostate sont de plus en plus jeunes et, le diagnostic arrive souvent trop tard, d'où le taux élevé de mortalité. « Au total, les lésions d'adénocarcinome prostatique et de néoplasie intra épithéliale concernait les hommes africains jeunes dont une proportion non négligeable était non diagnostiquée. Ainsi, l'âge de début du dépistage du cancer de la prostate en Afrique devrait être réévalué et abaissé. Il pourrait ainsi être débuté dès la 4e décennie (30-39 ans) ». En Côte-d'Ivoire, Troh et al (2013) rapportent également ce qui suit: « Dans notre série, nous avons noté environ 7 % des cas chez ces malades de moins de 50 ans contre environ 1 % dans les études occidentales [13]. Cela traduit la précocité de cette affection dans notre pays..., d'où l'intérêt d'une politique de dépistage individuelle chez les sujets aux ascendants malades. » Dans le même sens, l'étude de Rebbek & al. (2011) estime que le cancer de la prostate chez le Noir africain serait principalement chez des sujets relativement jeunes (en moyenne inférieure à 50 ans). Vu l'incidence en constante augmentation du cancer de la prostate, des scientifiques préconisent même que l'âge du primo dépistage soit inférieur à 50 ans. C'est aussi ce que préconise cette autre étude de Kikachukwu & al ; (2022) : « Étant donné que les hommes noirs sont, dans l'ensemble, plus à risque à l'égard du cancer de la prostate métastatique, il y a lieu de se demander si le dosage de l'APS ne devrait pas commencer à un plus jeune âge chez cette population ».

Au-delà du débat existant, dans les pays riches, le dépistage, de plus en plus important dans les pays africains au sud du Sahara, favorise aujourd'hui la détection du cancer de la prostate à un stade précoce. En Afrique, la mortalité importante causée par le cancer de la prostate rend nécessaire et indispensable le dépistage, car celui-ci permet le mieux de le découvrir précocement et de favoriser les chances de survie chez ceux qui ont le plus de risque de le développer et d'en mourir. C'est ce qu'indiquent par exemple Troh et al (2013) : « Les cancers de la prostate sont fréquents et de mauvais pronostic dans notre pays. La mise en place d'une politique de dépistage individuelle constituerait un avantage indéniable dans l'amélioration du pronostic. De même Tengue et al. (2015) soulignent que : « Le dépistage et la consultation précoce (dès les premiers symptômes) constituent les meilleurs moyens permettant d'améliorer la survie devant le cancer de la prostate ». Et parmi les justificateurs de la recommandation de dépistage individuel, il y a l'Association Française d'Urologie (AFU). Celle-ci estime que le dépistage du cancer de la prostate a fait la preuve de sa capacité à diminuer la mortalité spécifique de la maladie. D'une part, elle appuie sa position sur les études objectivant un gain de survie spécifique ; d'autre part, elle discrédite les résultats des études rapportant une absence de bénéfice sur la mortalité spécifique. Selon la Société Canadienne du Cancer (2022), l'âge du primo-dépistage doit dépendre ou prendre en considération vos facteurs de risque personnels. Si la personne présente un risque moyen d'être atteint du cancer de la prostate, il doit envisager de passer le test à partir de 50 ans. Tandis que si la personne présente un risque élevé d'être atteint du cancer de la prostate, elle doit envisager de passer le test à partir de 45 ans. En tenant compte du fait que l'on considère que les hommes noirs (dont ceux d'origine africaine ou caribéenne) et ceux qui ont des antécédents familiaux de cancer de la prostate présentent un risque élevé.

4.3. Controverses sur les conséquences de la racialisation du cancer de la prostate

Les hommes d'origine africaine (notamment afro-antillaise) ont un risque de développer un cancer de la prostate plus important que les personnes de type caucasien (blanc), elles-mêmes étant plus à risque que les Asiatiques. Cette catégorisation raciale du cancer de la prostate est objet de controverse. Celle-ci existe non seulement dans les pays africains eux-mêmes où le cancer est considéré à tort comme « une maladie des Blancs transmis aux Africains » (Amekoudi, 2020). « Le cancer en général, le cancer de la prostate en particulier, est considéré comme une maladie des Blancs » (Plasse, 2009). Cette controverse née de la racialisation du cancer de la prostate existe ailleurs, notamment dans les pays européens et nord-américains où vivent d'importantes communautés noires. La controverse réside par rapport aux discriminations et aux inégalités sociales dont sont victimes les Noirs reconnus comme catégorie de la population vulnérable au cancer de la prostate. Certains auteurs développent la thèse selon laquelle l'attribution aux personnes de race noire d'une prévalence et d'une incidence élevées du cancer de la prostate doit être accompagnée par une mise en garde contre des discriminations racistes qui peuvent en découler ou des attitudes ou préjugés stigmatisants qui peuvent en découler relèvent du profilage racial[43]. Dans son article « Racisme et disparités de santé. L'impératif de l'équité en santé », Blanc et al. (2021) notent ceci :

---

[43] On peut citer ici :

- Dryden O, Nnorom O.(2021).. Time to dismantle systemic anti-Black racism in medicine in Canada. CMAJ *2021*;*193*:*E55–7*.
- Braveman PA, Arkin E, Proctor D, et al (2022). Systemic and structural racism: definitions, examples, health damages, and approaches to dismantling. *Health Aff (Millwood)* 2022;41:171–8

> « Le racisme, en termes de systèmes organisés au sein des sociétés qui provoquent des inégalités de pouvoir, de ressources, de capacités et d'opportunités entre les groupes raciaux ou ethniques, est en augmentation dans de nombreux contextes nationaux. Il prend la forme de croyances, de stéréotypes, de préjugés, de discriminations, de menaces et d'insultes ouvertes. Il peut se manifester à plusieurs niveaux : intériorisé, interpersonnel, institutionnel ou systémique. Le racisme génère exclusion, conflits et désavantages à l'échelle mondiale ».

Blanc et al. (2021) ajoutent que « Ces dernières décennies, il a été mis en lien avec les disparités raciales et ethniques constatées en santé dans les anciennes puissances coloniales »[44]

La racialisation de la maladie pourrait exacerber ou modifier les inégalités existantes dans six dimensions clés : sociale, économique, culturelle, connaissance, environnementale, et inégalités politiques[45]. Par exemple, aux États-Unis où il existe déjà de grandes disparités en ce qui concerne la façon dont le cancer de la prostate affecte les populations, on constate malheureusement que les Noirs sont plus susceptibles de développer ce cancer et d'en mourir. Cette disparité est liée non seulement à leur vulnérabilité à ce cancer, mais surtout aux inégalités sociales qui se traduisent par des inégalités en matière de santé. Les Afro-Américains

---

[44] Blanc, J. (2021), « Racisme et disparités de santé. L'impératif de l'équité en santé » in L'Autre, vol.22, n° 3, p. 270-273.
https://www.cairn.info/revue-l-autre-2021-3-page-270.htm

[45] Cloos, P. (2012), « La racialisation, entre pouvoirs et savoirs : une lecture post-coloniale de la santé publique comme pratique discursive », in *Aporia*, vol. 2, n° 4, p. 29-35. ISSN 1480-9389.

sont disproportionnellement plus susceptibles de souffrir d'un manque de soins adéquats, ce qui est particulièrement dangereux pour la survie de leur communauté et qui peut mettre en danger l'équilibre de la société entière. Car, leurs conditions de vie et d'emploi peuvent les empêcher de suivre les directives de dépistage et les exposer à un risque plus élevé de développer la maladie et d'en mourir. Les Afro-Américains sont également confrontés à des inégalités en matière de santé. Si on y prend garde, la racialisation du cancer de la prostate peut aggraver ces inégalités ainsi que les disparités raciales et ethniques. Comparé aux autres races et ethnies (caucasiens et asiatiques), le taux de mortalité dû au cancer de la prostate est plus élevé chez les Noirs-Américains.

> « Au Canada, État voisin des États-Unis, caracolant dans les meilleurs classements mondiaux sur la démocratie, la paix et le bien-être subjectif, ce sont 24 % des Afro-Canadiens âgés de plus de 15 ans contre seulement 4 % du reste de la population qui rapportent avoir été victime d'une forme de discrimination en raison de leur origine ethnique, de leur culture, de leur race ou de la couleur de leur peau au cours des cinq années précédentes, selon les données tirées du 28e cycle de l'Enquête sociale générale de 2014 sur la victimisation » (Blanc, 2021, p. 271-272).

La racialisation du cancer de la prostate à laquelle procèdent les données scientifiques peut induire chez les médecins une attitude réductrice conjuguant altérité « ethno-raciale » et précarités socio-économique, résidentielle et administrative. Les déterminants sociaux qui découlent de la racialisation expliqués par « la différence culturelle » peuvent produire des biais défavorables aux Noirs. Ces biais risquent bien souvent d'être transformés en motifs explicatifs de non-recours aux services hospitaliers. Ces motifs sont pourtant identiques à ceux invoqués par la majorité des publics de ces services eux aussi caractérisés par leurs conditions économiques, résidentielles ou administratives précaires. Dans leur étude, les scientifiques canadiens Kikachukwu Ottiono, Brenda Nkonge, Oluwatobi R. Olaiya et Seen Pierre (2023) indiquent ceci :

> « les disparités raciales quant aux taux d'incidence et de mortalité liés au cancer de la prostate chez les hommes noirs sont multifactorielles et exigent des solutions à l'avenant. Les hommes noirs au Canada pourraient être génétiquement prédisposés à un cancer de la prostate plus agressif; or ils font également face à des obstacles socioéconomiques et manquent de littératie médicale, ce qui affecte leurs chances que la maladie soit dépistée tôt. De plus, ils sont moins susceptibles de recevoir des traitements optimaux une fois le diagnostic de cancer posé » (Kikachukwu Ottiono & al., 2023, p.E104).

Les déterminants sociaux de la santé affectent parfois de façon négative la façon dont les hommes noirs sont traités dans les milieux hospitaliers en Occident. Il a été documenté certains incidents de discrimination raciale, de harcèlement raciste et de violence. Certains de ces actes ou attitudes ne sont souvent pas signalés, ce qui prive les victimes du soutien qu'elles sont légalement en droit de recevoir de la part des institutions censées les protéger. L'étude de Kikachukwu Ottiono, Brenda Nkonge, Oluwatobi R. Olaiya et Seen Pierre (2023) met en avant les points clés suivants :

- Les hommes noirs atteints d'un cancer de la prostate font face à l'interaction complexe de divers facteurs structurels et obstacles tels qu'une littératie médicale insuffisante, une sous-représentation dans les essais cliniques et un accès inadéquat aux traitements, ce qui contribue à un résultat clinique négatif.

- Les lignes directrices actuelles en matière de dépistage ne fournissent pas d'orientation spécifique aux médecins qui soignent des patients noirs, ce qui contribue probablement au risque accru de cancer de la prostate et de décès par cancer de la prostate.

Poursuivant la présentation des résultats de leur étude, Kikachukwu Ottiono, Brenda Nkonge, Oluwatobi R. Olaiya et Seen Pierre (2023) citent aussi les points suivants parmi leurs constats :

- L'application de programmes de dépistage ciblés pour les personnes noires au Canada pourrait faciliter la détection et le traitement hâtifs et réduire le risque de mortalité.

- Toute mesure visant à corriger les disparités raciales en matière de santé requiert non seulement des changements ponctuels sous la forme de lignes directrices en matière de dépistage et de traitement, mais aussi une meilleure compréhension du racisme systémique et de ses répercussions sur les résultats cliniques des patients[46].

La racialisation du cancer de la prostate aux USA met en évidence le fait que les Afro-Américains et les migrants noirs sont confrontés à des inégalités en matière de santé. De plus, la racialisation du cancer de la prostate continue d'avoir des

[46] Kikachukwu Ottiono, Brenda Nkonge, Oluwatobi R. Olaiya et Seen Pierre (2023), « Dépistage du cancer de la prostate chez les hommes noirs au Canada : Argument en faveur des soins stratifiés en fonction du risque », *CMAJ* January 17, 2023 195 (2) E101-E105; DOI: https://doi.org/10.1503/cmaj.220452-f

conséquences très disparates. Pour de nombreux Noirs aux États-Unis, la réalité de vulnérabilité au cancer de la prostate coïncide avec la sombre réalité d'avoir plus de chances d'en mourir. Le taux élevé des décès dû au cancer de la prostate est aussi le produit d'une société inégale dans laquelle les Noirs américains et les migrants africains sont moins susceptibles d'avoir une assurance maladie, et plus susceptibles de vivre dans des déserts de soins de santé. Dans l'ensemble, les Noirs américains vivent dans une sorte d'apartheid social et médical.

Il est suffisamment documenté que parmi les facteurs de risque du cancer de la prostate, l'origine ethnique afro-caribéenne est pointée en rapport avec d'« autres races », notamment les hommes d'origine asiatique et les hommes d'origine caucasienne ou hommes blancs. Le taux de cancer de la prostate est plus faible chez les hommes d'origine asiatique, alors que les hommes noirs risquent davantage d'être atteints du cancer de la prostate. Ils sont plus susceptibles de recevoir ce diagnostic à un plus jeune âge que les hommes blancs. La tumeur a tendance à être plus agressive et à être diagnostiquée à un stade plus avancé. Bien que les scientifiques ne sachent pas exactement pourquoi, il y a tout de même des études qui pointent une variabilité génétique, géographique associée à des différences dans le taux de dépistage et dans le mode de vie, dont l'alimentation et l'accès aux soins notamment au dépistage. Ceci fait naître une controverse qui tourne autour des deux concepts : la racialisation du cancer de la prostate est-elle « une construction biologique » ? ou bien relève-t-elle d'une « construction sociale » ?

D'un côté, ceux qui soutiennent que la racialisation du cancer de la prostate est de l'ordre d'une construction biologique évoquent les facteurs génétiques. C'est le cas de l'étude de Janivara, Chen, Hazra, et al (2024) dont les recherches ont permis d'identifier les facteurs de risque génétiques qui contribuent à l'augmentation du nombre de cancers de la prostate chez les hommes africains[47]. Les aspects de l'architecture génétique du cancer de la prostate spécifiques aux hommes d'origine africaine permettent de comprendre ce qui, dans le patrimoine génétique des hommes africains, les expose à un risque plus élevé de cancer de la prostate. Et selon eux, les facteurs de risque génétiques qui contribuent de manière significative au développement du cancer de la prostate peuvent être classés en deux groupes : (1) les facteurs de risque héréditaires ou mutations génétiques ; (2) les polymorphismes ou variantes nucléotidiques simples (il s'agit de variantes génétiques courantes qui sont liées à un risque accru de maladie).

De l'autre côté, ceux qui soutiennent que la racialisation du cancer de la prostate est de l'ordre d'une construction sociale évoquent l'impact socio-culturel dans l'explication et la prise en charge de la maladie. L'idée de la construction sociale de l'expérience de la maladie est basée sur le concept

---

[47] Janivara, R., Chen, W.C., Hazra, U. *et al.* Heterogeneous genetic architectures of prostate cancer susceptibility in sub-Saharan Africa. *Nat Genet* 56, 2093–2103 (2024). https://doi.org/10.1038/s41588-024-01931-3 Abstract : Men of African descent have the highest prostate cancer incidence and mortality rates, yet the genetic basis of prostate cancer in African men has been understudied. We used genomic data from 3,963 cases and 3,509 controls from Ghana, Nigeria, Senegal, South Africa and Uganda to infer ancestry-specific genetic architectures and fine-map disease associations. Fifteen independent associations at 8q24.21, 6q22.1 and 11q13.3 reached genome-wide significance, including four new associations. Intriguingly, multiple lead associations are private alleles, a pattern arising from recent mutations and the out-of-Africa bottleneck. These African-specific alleles contribute to haplotypes with odds ratios above 2.4. We found that the genetic architecture of prostate cancer differs across Africa, with effect size differences contributing more to this heterogeneity than allele frequency differences. Population genetic analyses reveal that African prostate cancer associations are largely governed by neutral evolution. Collectively, our findings emphasize the utility of conducting genetic studies that use diverse populations.

de la réalité en tant que construction sociale[48]. À propos du cancer de la prostate, on peut citer deux exemples : Woods VD, Montgomery SB, Belliard JC, et al. (2004), « Culture, Black men, and prostate cancer: what is reality? », et Brawley (2021) « Prostate cancer and the social construct of race ». Ce dernier soutient que « In many diseases and especially in prostate cancer, race does correlate with health outcomes. We should all remember that race is a social construct and not an inherent risk factor for disease. Race does matter in health outcomes; race matters socially. The effects of poor SES and racism are responsible for many of the differences in health status and outcomes attributed to race. It is only through understanding the true causes of disparities that we can move to overcome the disparities »[49]. Le cancer de la prostate n'échappe pas aux représentations sociales qui en font une construction sociale. Comme l'indique l'anthropologie togolaise Amekoudi (2020, p. 181) : « l'élaboration des causes d'une maladie n'est pas seulement individuelle, mais également reliée au social et au culturel et surtout interprétée en fonction des contextes sociaux dans lesquels ils se produisent (Herzlich, 1969) ». Cette position laisse entrevoir que le cancer de la prostate porte en lui les éléments d'une logique sociale dans son explication. Les associations entre les différents indicateurs sociaux et le risque de cancer de la prostate viennent

[48] Berger P. et Luckmann T., 1986 (1966), *La construction sociale de la réalité*, Paris, Méridiens Klincksieck

[49] Traduction libre : « Dans de nombreuses maladies, et en particulier dans le cas du cancer de la prostate, la race est en corrélation avec les résultats de santé. Nous devons tous nous rappeler que la race est une construction sociale et non un facteur de risque inhérent à la maladie. La race a une incidence sur les résultats de santé et elle a une incidence sociale. Les effets d'un statut socio-économique faible et du racisme sont responsables de nombreuses différences dans l'état de santé et les résultats attribués à la race. Ce n'est qu'en comprenant les véritables causes des disparités que nous pourrons agir pour les surmonter ».

confirmer le caractère de construction sociale de sa racialisation que l'on trouve particulièrement dans l'enquête d'Amekoudi (2020, p.187) :

> « Le cancer est considéré comme "une maladie des blancs", une maladie des pays riches ou de l'occident. Le premier sens est lié à la considération de la maladie comme une maladie étrangère. Et l'étranger duquel viendrait cette maladie est l'Occident. Le deuxième sens : le cancer est donc considéré comme n'existant pas autrefois dans les cultures locales... Le cancer serait une maladie née du contact des blancs, ou peut être ramené par les Africains ayant vécu en Occident ».

Dans son enquête d'Amekoudi (2020, p.189) indique que les personnes interrogées amènent dans leurs représentations des catégories de types sociaux, soit d'origine raciale, soit d'origine de classe sociale :

> « Le cancer est considéré comme une maladie des blancs en raison des possibilités de traitements disponibles ou indisponibles en Afrique.... Le cancer, une maladie des riches : La considération du cancer comme une maladie de riches n'est pas très éloignée de la précédente...D'une part, le cancer est considéré comme une maladie de riches, car il serait plus fréquent chez les personnes riches que chez les pauvres selon les données recueillies... ».

En Afrique, les attitudes culturelles et les croyances religieuses participent pleinement à la construction sociale du cancer de la prostate. Autrement dit, le cancer de la prostate est entouré de plusieurs réalités ayant une forte connotation culturelle qui le déterminent sur le plan social, comme le dit Freidson (1984) : « La maladie a une définition sociale et est entourée d'actes sociaux qui la conditionnent ». Comme le soulignent aussi Fischer et al. (2020) dans leur définition de la maladie : « Elle est appréhendée non seulement comme un état pathologique lié au dysfonctionnement, ainsi qu'à la modification des organes et des cellules du corps, mais aussi comme un événement déterminé par les facteurs psychologiques et sociaux qui interviennent dans le fait d'être malade ». Cela sous-entend qu'aborder la maladie comme construction psychosociale sous l'angle de la dynamique identitaire du sujet suppose d'investiguer avec lui l'univers de significations qu'il a construit sur la base de ses expériences.

Conclusion

Le cancer de la prostate est certes un fléau chez les hommes dans le monde (Statistiques Canada, 2024), mais, il constitue spécifiquement le premier cancer des hommes en Afrique au sud du Sahara. Le poids de son incidence augmente, il atteint des hommes de plus en plus jeunes ; le taux de morbi-mortalité qu'il occasionne est très élevé dans ce coin de la planète, où sévissent déjà plusieurs problématiques (d'ordre économique, social, politique, voire des conflits armés) qui hypothèquent la vie de ses habitants. La non-prise en charge des malades de ce cancer en fait spécifiquement davantage un problème majeur de santé publique avec de multiples enjeux. Le cancer de la prostate en Afrique subsaharienne est ainsi un enjeu de l'heure et nécessite que l'on s'y focalise, car, comme le souligne le titre même du rapport de l'ONU sur la santé publié le 11 mai 2022 (En) « Afrique subsaharienne : la charge du cancer devrait presque doubler dans les 20 prochaines années ».

Notre ouvrage s'est penché sur la mise en exergue des spécificités africaines de cette principale affection maligne de l'homme subsaharien qu'est le cancer de la prostate ; spécificités, qui en elles-mêmes se révèlent manifestement être autant de problématiques pouvant faire l'objet d'analyses ultérieures plus approfondies.

Dans les spécificités relevées, la question du déficit de fréquentation du dépistage du cancer de la prostate cristallise davantage notre attention, car, d'une part, au-delà des controverses diverses qui entourent ce dépistage dans les pays occidentaux ; lorsqu'il est bien ciblé, le dépistage constitue la clé d'une prise en charge curative efficace et sauve des vies. Malheureusement, ce dépistage n'est pas fréquent en Afrique subsaharienne. En effet, malgré leur grande vulnérabilité, les exposant à un risque plus accru de développer le cancer de la prostate, parfois plus agressif, à un âge de plus en plus jeune, et même au risque d'en mourir ; les hommes en Afrique subsaharienne ne consultent pas aisément pour se faire dépister. L'étude d'ALIAM (2017) le souligne si bien : « Le dépistage du cancer de la prostate n'est pas courant en Afrique... ». « Le cancer de la prostate (CaP) est le principal cancer diagnostiqué en Afrique subsaharienne, cependant, nous en savons relativement peu au sujet du dépistage clinique du cancer de la prostate en Afrique subsaharienne » (Jalloh et al, 2013, p.145). Outre la rareté du dépistage, un autre fait déplorable réside dans le fait que les consultations tardives, alors que la maladie est déjà avancée, sont le lot de la grande majorité des patients comme le rapportent plusieurs auteurs, notamment Kpatcha et al (2013) et Tengue et al (2016) : « les hommes consultent le plus souvent lorsque leur cancer est au stade localement avancé ou métastatique ».

En somme, dans les spécificités relevées du cancer de la prostate en Afrique, ce sont les deux points suivants qui retiennent vraiment notre attention : la question du déficit de fréquentation du dépistage du cancer de la prostate et celle des consultations tardives. En Afrique, le déficit de fréquentation du dépistage et la consultation tardive expliquent en grande partie le taux élevé des décès dû au cancer de la prostate. Dès lors, comment les pays africains peuvent-ils étendre les services de soins contre le cancer et freiner ainsi le flux migratoire des patients fortunés, mais, aussi des cerveaux africains vers les pays étrangers ? Mettre ainsi fin au tourisme médical en plein essor en Afrique depuis quelques années ?

Voici la réponse de l'OMS (2022) : « La clé est que les pouvoirs publics investissent de façon délibérée dans la santé et dans les systèmes de santé. Un changement de paradigme s'avère nécessaire pour passer d'une approche de la santé en tant que dépense à une réorientation des coûts de santé en tant qu'investissements. Des sources extérieures peuvent soutenir les initiatives, mais l'investissement dans le pays reste fondamental pour améliorer la santé publique. Les stratégies de renforcement des systèmes doivent rapprocher les pays et leurs populations des objectifs de la couverture sanitaire universelle. Il est nécessaire de sensibiliser davantage la population à la prévention et à la détection précoce du cancer, mais les systèmes doivent être préparés à soutenir l'ensemble du processus de traitement du cancer, du dépistage jusqu'à la survie ».

Dans cette conclusion, il nous semble important de nous arrêter particulièrement sur le déficit de fréquentation du dépistage du cancer de la prostate en Afrique et d'aller chercher les raisons explicatives de ce déficit et de les documenter. Les causes de ce déficit de fréquentation se cachent certainement dans les différents motifs ou mobiles pour lesquels les hommes africains sont souvent abonnés aux absents ou réticents au dépistage du cancer de la prostate. Ils n'ont pas l'habitude de se faire dépister, et ce pour plusieurs raisons qu'il faut identifier. Ces causes principales du non-recours au dépistage du cancer de la prostate constituent, nous semble-t-il, un des problèmes majeurs dans la recherche de voies et moyens pour diminuer le taux élevé de mortalité dû au cancer de la prostate en Afrique subsaharienne.

Dans l'exploration des causes du déficit de fréquentation de ce dépistage, nous pensons qu'il est intéressant de se pencher sur les trois thèmes ci-après :

1° Explorer sur le terrain les raisons du déficit de fréquentation du dépistage liées aux pratiques et aux connaissances des médecins.

2° Explorer sur le terrain les mobiles de l'insuffisance de fréquentation du dépistage liés aux croyances, aux représentations sociales et aux facteurs psychologiques.

3° Explorer sur le terrain les facteurs du déficit de fréquentation liés aux déterminants socioéconomiques, aux conditions d'accès aux soins et aux politiques de santé.

Dans la recherche des facteurs déterminants qui concourent au déficit de fréquentation du dépistage du cancer de la prostate et aux mobiles explicatifs évoqués par les hommes pour ne pas y avoir recours, nous pensons qu'il est préférable d'adopter deux approches : l'approche interdisciplinaire et l'approche intégrée, pour les raisons suivantes :

– *l'approche interdisciplinaire* a l'avantage de faire dialoguer plusieurs sciences sur un problème aussi complexe. L'état des connaissances révèle que l'insuffisance de fréquentation du dépistage du cancer de la prostate en Afrique subsaharienne est une problématique complexe et multidimensionnelle qui déborde le cadre médical. Et donc, à ce titre, pour mieux l'étudier, il faut faire appel au dialogue entre la médecine et les sciences humaines et sociales. Comme indiqué dans le document pédagogique d'ICRA : « Certains problèmes échappent au domaine d'une seule discipline. Ce sont souvent des problèmes complexes, inhérents à des sujets d'étude tels que, par exemple, l'environnement, la santé,... Ils ne peuvent être étudiés et résolus que grâce à la coopération entre compétences propres à plusieurs disciplines... L'interdisciplinarité présente deux avantages : - *la complémentarité* : puisqu'aucune discipline ne peut tout expliquer à elle seule, les contributions de plusieurs d'entre elles apportent un meilleur éclairage. - *la créativité* : les interactions entre disciplines remettent en question les opinions des membres d'une équipe et les met dans l'obligation de produire des explications plus originales et des innovations méthodologiques »[50]. En effet, l'interdisciplinarité comme approche méthodologique permet une meilleure compréhension des problèmes grâce à la coopération entre différentes disciplines, en fonction de leur degré d'intégration. À partir des perspectives de plusieurs disciplines, il s'agit d'opérer une analyse de ce déficit pour parvenir à des connaissances transversales qui intègrent mieux les différentes dimensions d'une même réalité. Cela va dans le sens indiqué par les auteurs Jollivet et Pena-Vega (2001) : « L'interdisciplinarité est définie comme une démarche d'assemblage dialogique des apports disciplinaires nécessaires à l'analyse d'un objet complexe ».

– *l'approche intégrée* a l'avantage de décloisonner les éléments explicatifs d'un phénomène complexe à l'étude, ici en l'occurrence, le déficit de fréquentation du dépistage du cancer de la prostate. Il est intéressant de voir comment les facteurs qui concourent au déficit de fréquentation du dépistage du cancer de la prostate en Afrique interagissent les uns sur les autres. L'objectif d'une approche intégrée est de traiter une problématique dans son ensemble, en identifiant et en intégrant toutes les relations entre les différents éléments impliqués. Selon De Stexhe (2021) : « L'approche intégrée cherche à transcender les différences entre les théories sans privilégier une seule, en utilisant toute intervention ou méthode dont l'efficacité a été scientifiquement démontrée, quelle que soit l'orientation la soutenant »[51]. Une meilleure appréhension du déficit de fréquentation du dépistage du

[50] ICRA (l'ICRA (International Centre for development oriented Research in Agriculture), « Le travail interdisciplinaire : concepts, conditions de réussite et organisation »
http://www.capp-asbl.be/travail_interdisciplinaire.pdf

[51] De Stexhe, R. (2021) « L'approche intégrée » https://www.thera-pistes.be/lapproche-integree

cancer de la prostate en Afrique subsaharienne nécessite, nous semble-t-il, une approche intégrée de l'égalité entre les différents aspects : médicaux, anthropologiques, psychologiques, sociologiques, culturels, religieux, politiques, économiques,.... Il faut entendre par-là l'intégration d'une perspective d'égalité à tous les stades et à tous les niveaux de traitement des données explicatives de ce déficit. L'*approche intégrée* de celles-ci vise à *décloisonner* les explications ou les interprétations qui en découlent.

> « L'approche intégrée veut promouvoir une vision globale, holistique des différentes responsabilités... Cette approche se définit comme plus réaliste... elle se veut plus réaliste, parce qu'il est absolument nécessaire d'avoir une vision d'ensemble d'un problème social avant de le subdiviser. Les causes des problèmes sociaux telles que définies sont complexes et sont reliées à des facteurs d'ordre individuel, familial, aux groupes, aux organisations et aux communautés. Cette interrelation des différents facteurs doit donc être reconnue non seulement sur le plan de la définition des problèmes, mais aussi au niveau des moyens utilisés pour les réduire » (Auclair, 1987,p.294)

Suivant la définition ci-après : « l'approche intégrée consiste également en la (ré)organisation, l'amélioration, l'évolution et l'évaluation des processus de prise de décision, dans tous les domaines et à tous les niveaux, par les acteurs généralement impliqués dans la mise en place des politiques »[52], comme indiqué ci-dessus par rapport aux trois thèmes à explorer, nous entendons ici par la voie d'une

[52] *Dictionnaire en ligne BONOBOS WORLD* – Glossaire – « L'approche intégrée »
https://www.bonobosworld.org/fr/glossaire/approche-integree

approche intégrée procéder à l'évaluation, dans tous les domaines et à tous les niveaux, les connaissances et les pratiques des médecins, les représentations sociales et les problèmes psychologiques, les réalités socio-économiques qui vont des conditions de l'accès aux soins aux politiques de santé, pour savoir quel impact elles peuvent avoir sur le déficit de fréquentation du dépistage du cancer de la prostate en Afrique subsaharienne. L'objectif final dans la recherche des solutions étant de décloisonner l'élaboration de politiques en l'abordant de manière intégrée, il sied donc d'adopter l'approche intégrée comme méthode de recherche du fait aussi qu'elle favorise l'interdisciplinarité. Dans la recherche des solutions pour améliorer la situation du dépistage du cancer de la prostate dans les pays africains au sud du Sahara, nous pensons qu'une approche intégrée est aussi une approche transversale pour décloisonner les pratiques et les politiques de santé.

Au final, nous pensons que pour réduire le déficit de fréquentation du dépistage du cancer de la prostate en Afrique subsaharienne, la recherche des solutions doit avoir comme objectifs :

– contribuer à la déconstruction de certaines représentations sociales liées au dépistage du cancer de la prostate en milieu africain ;

– participer à la sensibilisation de la nécessité d'une formation continue des médecins au dépistage du cancer de la prostate en milieu africain.

– proposer des pistes raisonnables des conditions d'accès aux soins et des solutions efficaces dans la recherche des politiques de santé adaptées aux milieux africains concernant la prise en charge globale du cancer de la prostate.

Bibliographie

Ahiagba,P., Alexis, O. & Worsley, A.J. (2017). « Factors influencing black men and their partners' knowledge of prostate cancer screening: a literature review », in *British Journal of Nursing* (Urology Supplement); vol 26, n° 18, s14.

Ajape, AA., Ibrahim, K O O., Fakeye, J A., Abiola, O O. (2010). « An overview of cancer of the prostate diagnosis and management in Nigeria: The experience in a Nigerian tertiary hospital », in *Annals of African Medicine*; vol.9, n° 3 : 113-7.

ALIAM (Alliance des Ligues francophones Africaines et Méditerranéennes contre le cancer) (juin 2017). *Les cancers en Afrique francophone*, 56 p. https://www.iccp-portal.org *» files » LivreCancer*

Alioune, S., Yaya, S., Ibou, T., Boubacar, F., Ahmed, F.P., Mamadou, B., Meissa, T., Assane, D.B. (2011). «Détection précoce du cancer de la prostate chez le quadragénaire au Sénégal », in *Progrès en Urologie* ; vol.21, Issue 4, p. 260-263. https://www.sciencedirect.com/science/article/pii/S1166708710001776

Ammani, A., Janane, A., Chafiki, J., Sossa,J., Harrech, K. Moufid, *et al. (2007).* « Profil épidémiologique du cancer de la prostate dans le service d'urologie de l'hôpital Mohammed V de rabat. Service d'Urologie, Hôpital Militaire d'Instruction Mohammed V, Rabat, Maroc », in *J Maroc urol* ; vol. 5, p. 11-14.

Amégbor,T. K., Yao S., Tengué, K. B., Gnamkoulamba, S. G., Napo-Koura, J. K. (2009). « Épidémiologie et histopronostic du cancer de la prostate au Togo : à propos de 202 cas diagnostiqués au laboratoire d'anatomie pathologique du CHU Tokoin de Lomé », in *Progrès en urologie* ; vol. 19, p. 112-115.

AMTC Côte d'ivoire'24 « Le Congrès Africain du Tourisme Médical s'installe à Abidjan pour sa cinquième édition ». https://amtc-côtedivoire.com/

Awosan, K. J., Yunusa, E. U., Agwu, N. P. & Taofiq, S. (2018). « Knoledge of prostate cancer and screening practices among men in Sokoto, Nigeria », in *Asian J. of Medical Sciences*, (Nov-Dec 2018); vol. 9, Issue 6, p. 51-56.

Baratedi, W. M.,Tshiamo, Mogobe,K. D. & McFarland, D. M. (2020). « Barriers to Prostate Cancer Screening by Men in Sub-Saharan Africa: An Integrated Review », in *Journal of Nursing Scholarship*; vol.52, p. 85-94. https://doi.org/10.1111/jnu.12529

Berger P. et Luckmann T., (1966). *La construction sociale de la réalité*, Paris, Méridiens Klincksieck.

Blanc, J. (2021). « Racisme et disparités de santé. L'impératif de l'équité en santé », in *L'Autre* ; vol. 22, n° 3, p. 270-273. https://www.cairn.info/revue-l-autre-2021-3-page-270.htm

Braveman P.A., Arkin, E., Proctor, D. *et al* (2022). « Systemic and structural racism: definitions, examples, health damages, and approaches to dismantling » *, in Health Aff (Millwood);* vol.41, p. 171–8.

Chu, L.W. ; Ritchey, J.; Devesa, S.S. ; Quraishi, S.M. ; Zhang, H.; Hsing, A.W.,(2011), «Prostate Cancer Incidence

Rates en Africa », PMCID: PMC3200287 PMID: 22 111 004, 2011 Aug 1 ; 2011:947870. doi: 10.1155/2011/947870

Cloos, P. (2012), « La racialisation, entre pouvoirs et savoirs : une lecture post-coloniale de la santé publique comme pratique discursive », in *Aporia* ; vol. 2, n° 4, p. 29-35. ISSN 1480-9389.

Crawford, E.D. (2003). « Epidemiology of Prostate Cancer », in *Urology*; vol. 62, p. S3-S12. http://dx.doi.org/10.1016/j.urology.2003.10.013

De Stexhe, R. (2021). « L'approche intégrée » https://www.thera-pistes.be/lapproche-integree

Desgrandchamps, F. (2018). *La prostate : on en parle*, Paris : Hachette.

Diallo, I., Diamé, I.D., Diouf, C., Faye, S.T. , A. Thiam, A. et al. (2021). « Les cancers urogénitaux en région périphérique de Sénégal à propos de 156 cas », in *Afr. J. Urol.* ; vol 27, p. 9-16.

Djulbegovic M, Beyth RJ, Neuberger MM, Stoffs TL, Vieweg J, Djulbegovic B, Dahm P. Djulbegovic M, Beyth RJ *et al.* (2010). « Screening for prostate cancer: systematic review and meta-analysis of randomised controlled trials », in *BMJ.*; vol.14 ;341:c 4543. doi : 10.1136/bmj.c4543.

Dryden O, Nnorom O. (2021). « Time to dismantle systemic anti-Black racism in medicine in Canada », in *CMAJ; vol.*193, p.E55–7.

Duclos, C. (sd). « Décodage du jour : les troubles de la prostate » sur le blog *Le sens des maux*, http://www.lesensdesmaux.fr/decodage-du-jour-les-troubles-de-la-prostate/

Fall, B., Ze Ondo, C., Sarr, A., Ouedrago, B., Sow, Y., Thiam, A., Diallo, Y., Diao, B., Ahmed Fall, P., Kassim Ndoye, A., Ba, M., Assane Diagne, B. (2015). « Détection précoce du cancer de la prostate chez des apparentés du premier degré au Sénégal », in *African Journal of Urology* ; vol. 21, p. 225-229.

Fatma Bendhaou (2021), « Afrique : Le tourisme médical, un secteur en plein essor - Le Maghreb en tête du peloton », dans *AA Afrique* publié le 22.12.2021 - Mıse à jour : 22.12.2021.

https://www.aa.com.tr/fr/afrique/afrique-le-tourisme-m%C3%A9dical-un-secteur-en-plein-essor/2453985

Fisher, G-N., Tarquinio, C. & Dodeler, V. (2020). « Psychologie de la maladie », in *Les bases de la psychologie de la santé*, p. 143-171.

Fofana, A., Kouame, Gowe E.E., Kramo, N.F.A., Konan, K.P.G., , Moro, A.C. , A. Dekou, A., Ouegnin , G.A.,Manzan, K., (2016). « Cancer métastase de la prostate : Aspects socio-économiques, radiologiques et évolutifs en Côte d'Ivoire », in *African Journal of Urology* ; vol. 23, issue 4, December 2017, p.282-285. https://doi.org/10.1016/j.afju.2016.11.002

Fournier, G., Valeri, Mangin, Cussenot (2004), « Cancer de la prostate. Épidémiologie. Facteurs de risques. Anatomopathologie », in *Annales d'urologie* ; vol. 38, n° 5, p. 187-206. https://doi.org/10.1016/j.anuro.2004.07.001

Franck, R. (1994). *Faut-il chercher aux causes une raison ? L'explication causale dans les sciences humaines*, Paris, Vrin.

Gnamien K. P. (2018). Information pour le développement durable de la santé- Cas de l'usage des Réseaux sociaux dans la lutte contre la cancer de la prostate en Côte d'Ivoire, in *European Scientific Journal* ; vol. 14, n° 3 ISSN : 1857-7881.

Gueye, S.M., Jalloh, M.,Labou, I., Niang, L., Kane, R., Ndoye, M., (2004), «Profil clinique du cancer de la prostate au Sénégal », in *African Journal of*

Urology ; vol.10, n° 3, Anniversary Issue 1995-2004, p. 203-207. https://www.ajol.info/index.php/aju/article/view/80

Halidou, M., Kodo A., Diongolé, H., Zakou ARH., Magagi, I., & Amadou, S. (2022). « Le Cancer de la Prostate au Niger : Aspects Épidémiologiques Cliniques et Histologiques à l'Hôpital National de Zinder », in *Health Sciences and Disease* ; vol. 23 (6). Retrieved from https://hsd-fmsb.org/index.php/hsd/article/view/3721

Hostyn, N., (2006). *Épidémiologie et dépistage du cancer de la prostate par le dosage du PSA chez les hommes de plus de 50 ans*, Thèse médecine, Bordeaux, N° 49.

ICRA (l'ICRA (International Centre for development oriented Research in Agriculture), « Le travail interdisciplinaire : concepts, conditions de réussite et organisation » http://www.capp-asbl.be/travail_interdisciplinaire.pdf

Jalloh, M., Friebel, T.M., Sira Thiam, F. *et al* (2013). « Évaluation de 4672 biopsies de routine de la prostate réalisées dans six pays africains », in *J. Afr. Cancer* ; vol. 5, p. 144-154. DOI 10.1007/s 12558-013-0264-y

Janivara, R., Chen, W.C., Hazra, U. *et al.* (2024). « Heterogeneous genetic architectures of prostate cancer susceptibility in sub-Saharan Africa » in *Nat Genet*; Vol. 56, p 2093–2103. https://doi.org/10.1038/s41588-024-01931-3

Jollivet, M., Pena-Vega, A. (2002). « Relier les connaissances ; transversalité et interdisciplinarité », in *Vie scientifique - NSS.* (Éditions scientifiques et médicales Elsevier) ; vol. 10, n° 1, p. 78-95.

Kikachukwu Otiono, B.A & al. (2022), « Dépistage du cancer de la prostate chez les hommes noirs au Canada : Argument en faveur des soins stratifiés en fonction du risque » (Published online 2023 janv. 17. French) in *CMAJ.* 2023 Jan 17 ; vol.195(2), p. E101–E105. DOI : 10.1503/cmaj.220452-f PMCID: PMC9851637 PMID: 36649960D

Klassen A.C. & Platz E.A. (2006). « What can geography tell us about prostate cancer? », in *Am J Prev Med* ; vol. 30 (2 Suppl), p. S 7-15.

Konan, P.G., Manzan, K., Dekou, A.H., Kouamé, B., M.A. Djedjé, M.A., (2002),« Le cancer de la prostate en Côte-d'Ivoire : Comment améliorer le pronostic ? », in *Rev Afr Chir.* ; vol. 5 (1), p. 4-8

Konan, P.G., Manzan, K., Dekou, A.H., Dédjé, M.A., Yao, D.C. (2000), « Aspect épidémiologique du cancer de la prostate. Une étude rétrospective sur 6 ans dans le service d'Urologie du CHU de Cocody », in *Revue Internationale des Sciences Médicales* ; vol. 2 (3), p. 60-65

Kpatcha T.M., Anoukoum T., Darré T., Botcho G., Sarr A., Gaye W., Ndoye A.K., Diagne B.A., (2013). « Prévalence du cancer de la prostate à l'autopsie chez le noir africain : à propos d'une série de 81 cas », in *J. Rech. Sci. Univ. Lomé* (Togo), 2013, Série D, 15(3) : 393-397. https://www.researchgate.net/publication/280111874_Prevalence_du_cancer_de_la_prostate_a_l%27autopsie_chez_le_noir_africain_a_propos_d%27une_serie_de_81_cas

Kunkel, E., Bakker, J., Myers, R., Oyesablun, O. & Gomella, L. (2000) « Biopsychosocial Aspects of Prostate Cancer » in *Psychosomatics*; vol. 41, no 2, p. 85-94. DOI: 10.1176/appi.psy.41.2.85

Lafrenière, C. (2018). « Les effets du tourisme médical sur la résilience des systèmes de santé en Afrique ». Lafrenière_Carolann_2018_mémoire.pdf (407,88 KB). http://hdl.handle.net/10393/38167 https://doi.org/10.20381/ruor-22422

Lee, J., Demissie, K., Lu, S.E., Rhoads, G.G. (2007). « Cancer incidence among Korean-American immigrants in the United States and native Koreans in South Korea », *Cancer Control*; vol.14 (1), p. 78-85.

Lipsker, A. (2020), *Le cancer de la prostate aux Antilles : une épidémie silencieuse* https://www.urologue-andrologue.fr/cancer/le-cancer-de-la-prostate-aux-antilles-une-epidemie-silencieuse/

Loeb, S., Drevin, L., Robinson, D., Holmberg, E., Carlsson, S., Lambe, M., Stattin, P. (2013). « Risk of localized and advanced prostate cancer among immigrants versus native-born Swedish men: a nation-wide population-based study ». *Cancer Causes Control* ; vol. 24 (2), p. 383-390.

Lloyd, T., Hounsome, L., Mehay, A. *et al.* (2015). « Lifetime risk of being diagnosed with, or dying from, prostate cancer by major ethnic group in England 2008–2010 », in *BMC Med*; vol.13, 171. https://doi.org/10.1186/s12916-015-0405-5

Lofters, A.K., Bender, J.L, Swayze, S., Alibhai, S., Anthony Henry, A., Kenneth Noel, K. and Geetanjali D. Datta, G.D.(2022). « Prostate cancer incidence among immigrant men in Ontario, Canada : a population-based retrospective cohort study », November 01; vol.10 (4), p.E956-E963 ; DOI: https://doi.org/10.9778/cmajo.20220069

Mbey, M. *et al.* (2020). « Clinical, Histopathological, and Prognostic Characteristics of Patients with Prostate Cancer in Lubumbashi, Democratic Republic of

Congo », in *Prostate Cancer* ; Vol. 2020, Article ID 5286929, 7 pages. https://doi.org/10.1155/2020/5286929

Mogaka, John J. O. *et al.* (2017). « Effects of Medical Tourism on Health Systems in

Africa », in *African Journal of Hospitality, Tourism and Leisure*; vol. 6, p. 1-25.

Monge, M. (2006). *Cancérologie et biologie. Marqueurs tumoraux organe par organe*. Elsevier Masson SAS. France 2006.

Moningo, M.D. (2015). *Profil épidémiologique et déterminants génétiques du cancer de la prostate à Kinshasa*, Travail de thèse présenté et défendu, octobre 2015. Université de Kinshasa, RDC.

Ndiaye, M., Sow, O., Thiam, A., Sarr, A., Gaye, O. *et al.* (2020). « Cancer de la prostate au Centre Hospitalier Universitaire Aristidie Le Dantec de Dakar : aspects épidémiologiques sur les cinq dernières années ». *Ann. Afr. Med.*; vol. 14, n° 1. https://www.ajol.info/index.php/aamed/article/view/210115

Ndoye, M., Niang, L., Gandaho, K.I., Jalloh, M., Labou, I., Gueye, S. (2014). « Cancer avancé de la prostate au Sénégal. Aspects diagnostiques à l'hôpital de Grand Yoff », in *Progrès en Urologie* ; vol.24, Issue 5, april 2014, p.271-275. https://doi.org/10.1016/j.purol.2013.08.317

Niang, Ndoye, Ouattara, Jalloh, Labou, Thiam, Kouka, Diaw, Gueye (2013). « Cancer de la prostate : quelle prise en charge au Sénégal ? » in *Progrès en urologie*, vol. 23, 36-41

Nys, J.F. (2010). « Les nouveaux flux de migrations médicales » in *Revue Internationale et Stratégique* 2010/1 (n° 7), p. 24-35.

https://www.cairn.info/revue-internationale-et-strategique-2010-1-page-24.htm

Nzamba B. P. L., Odo B. A., Nziengui T. C., Kouassi K. K. Y., Kagambega Z. A. G., Toure M. (2020). « Cancer de la prostate chez le sujet de race noire en Côte d'Ivoire », in *Rev. Int. Sc. Méd. Abj.* - issn 1817 - 5503 - Rism 2021 ; vol. 23 (1), p. 49-54.

Organisation mondiale de la santé (ONU) (2022) « Afrique subsaharienne : la charge du cancer devrait presque doubler dans les 20 prochaines années » publié le 11 mai 2022/Santé https://news.un.org/fr/story/2022/05/1119792

Osegbe DN. (1997). « Prostate cancer in Nigerians: facts and nonfacts », in *J. Urol.*; vol. 157 (4) :, p.1340-1343.

Pfeifer, P. (2015). *Docteur, c'est la prostate ? Un urologue répond sans détour à toutes vos questions. Les signes d'alerte, plantes, médicaments ou chirurgie*. Alpen Éditions, 2015.

Punga-Maole, A.M.-L, Moningo, D.M., Kayembe, P.K., Tshikuela, M.L., Kabongo, J.M. (2008). «Étude de dépistage du cancer de la prostate au sein d'une population d'employés d'une entreprise de Kinshasa en République démocratique du Congo. Taux de détection et facteurs de risques nutritionnels et géographiques », in *Progrès en Urologie* ; vol 18, Issue 8, p. 512-518.
https://doi.org/10.1016/j.purol.2008.04.009

Rebbek, TR., Zeigler-Johnson, CM., Heyns, CF., Gueye, SM. (2011). «Prostate cancer screening, detection and treatment practices, among sub-saharanafrican urologists », in *African Journal Urology*; vol.17, p. 85-91.

Saad, F. & McCormack, M. (2019). *Le cancer de la prostate. Comprendre la maladie et ses traitements*. 5e édition entièrement revue et mises à jour. Apéditeur, Québec.

Seraphin, TP., Joko-Fru, WY., Kamaté, B., *et al* (2021). « Rising prostate cancer incidence in sub-Saharan Africa: a trend analysis of data from the African cancer registry network », in *Cancer Epidemiol Biomarkers Prev*; vol. 30, p.158 –65.

Sikpa, K.H., Kpatcha, T.M., Tengue, K.K., Sewa, E.V., Botcho, G., Gueouguede K.E. *et al.* (2021). « Évaluation des connaissances générales des étudiants de l'université de Kara, sur le cancer de la prostate », *Jaccr Africa*; vol. 5 (4) p. 64-69

Société Canadienne du Cancer (2020), « Parler du risque de cancer de la prostate chez les hommes noirs », cancer de la prostate, publié le 15 juillet 2020. https://cancer.ca/fr/about-us/news/2020/addressing-prostate-cancer-risk-in-black-men

Sow, M., Nkegoum, B., Essame, Oyono, JL. (2006). « Aspects épidémiologiques et histopathologiques des tumeurs urogénitales au Cameroun », in *Progrès en Urologie* ; vol.16, p. 36-39.

Statistique Canada, « Le cancer de la prostate : un fléau chez les hommes », publié le 12 septembre 2024, 11 h 00 (HAE). https://www.statcan.gc.ca/o1/fr/plus/6967-le-cancer-de-la-prostate-un-fleau-chez-les-hommes

Sung, H. ; Ferlay, J. ; Siegel, R.L.; Laversanne, M.; Soerjomataran, I.; Jemal, A. ; Bray, F. «Global Cancer Statistics 2020 : GLOBOCAN Estimates of Incidence and Mortality Worldwide for 36 Cancers in 185 Countries », in *CA Cancer J Clin* ; vol.71(3), p. 209-249. doi : 10.3322/caac.21660. Epub 2021 Feb 4.

Tengue K,. Kpatcha T.M, Botcho G, E. Leloua, A.KAmavi ,K. Sikpa, E. Sewa, T. Anoukoum, K. Amégbor, E. Dosseh (2016) « Profil épidémiologique,

diagnostique, thérapeutique et évolutif du cancer de la prostate au Togo », in *African Journal of Urology* ; vol. 22, p.76–82.
http://dx.doi.org/10.1016/j.afju.2015.06.006

Terrier,M., J.E. Terrier, J.E., Paparel, P., Morel-Journel,N., Baldini,A., Ruffion, A., (2017). «Épidémiologie, diagnostic et pronostic du cancer de la prostate », in *Médecine Nucléaire* ; vol 41, n° 5, p. 329-334.

Thun, M., Linet, MS., Cerhan, JR., Haiman, CA., Schottenfeld, D. (2017). *Cancer epidemiology and prevention*, Fourth Edition. Oxford University Press,

Troh, E., N'Dah, K.J., Doukouré, B. *et al.* (2014). « Cancers de la prostate en Côte-d'Ivoire : aspects épidémiologiques, cliniques et anatomopathologiques », in *J Afr Cancer* ; vol. 6, p. 202–208.
https://doi.org/10.1007/s12558-014-0314-5

Vallencien, G. (2003). *La Prostate après 40 ans,* Paris, Éditions du Rocher.

Villers, A., Grosclaude, P., (2008), « épidémiologie du cancer de la prostate », in *Médecine Nucléaire*, vol.32, issue 1, p.2-4.
https://doi.org/10.1016/j.mednuc.2007.11.003

World Cancer Research Fund International & American Institute to Cancer Research (2018). *Diet, Nutrition, Physical Activity and Cancer: a Global Perspective*. 1-52 p

Woods, VD., Montgomery, SB., Belliard, JC., *et al.* (2004). « Culture, Black men, and prostate cancer: what is reality? », in *Cancer Control;* vol.*11*, p.*388 –96.*

Yeboah-Asiamah, B., Yirenya-Tawiah, D., Baafc, D., Ackumey, MM. (2017). « Perceptions and knowledge about prostate cancer and attitudes towards prostate cancer screening among male teachers in the Sunyani Municipality, Ghana », in *AJU.*; vol. 23, p. 184-191

Table des matières

Structures éditoriales du groupe L'Harmattan

L'Harmattan Italie
Via degli Artisti, 15
10124 Torino
harmattan.italia@gmail.com

L'Harmattan Hongrie
Kossuth l. u. 14-16.
1053 Budapest
harmattan@harmattan.hu

L'Harmattan Sénégal
10 VDN SICAP AMITIE 3
BP 45034 Dakar-Fann
direction@senharmattan.com

L'Harmattan Cameroun
Tsinga/Derrière polyclinique FECAFOOT
BP 11486 Yaoundé
Jacques.koukam@harmattan.fr

L'Harmattan Burkina Faso
Villa 281, secteur 23 623, rue 14.32
Ouagadougou
zagbie@outlook.fr

L'Harmattan Guinée
Almamya, rue KA 028 OKB Agency
BP 3470 Conakry
harmattanguinee@yahoo.fr

L'Harmattan RDC
185, avenue Nyangwe
Commune de Lingwala - Kinshasa
matangilamusadila@yahoo.fr

L'Harmattan Congo
219, avenue Nelson Mandela
BP 2874 Brazzaville
deunovmikhael@gmail.com

L'Harmattan Mali
Immeuble Mgr Jean Marie Cissé
Aci Hamadallaye
BP 145 Bamako
syllaka@yahoo.fr

L'Harmattan Togo
Djidjole - Maison Amela
face EPP BATOME
02 BP 20680 Lomé
didieramela11@gmail.com

L'Harmattan Côte d'Ivoire
Résidence Karl - Cité des Arts
Abidjan-Cocody
03 BP 1588 Abidjan
harmattan.ivoire@gmail.com

L'Harmattan Bénin
Rue 604, (Immeuble à l'entrée
de la rue UCAO- Cite de Saint-Jean)
Cotonou
stepcorpus@gmail.com

Nos librairies en France

Librairie internationale
16, rue des Écoles
75005 Paris
librairie.internationale@harmattan.fr
01 40 46 79 11
www.librairieharmattan.com

Librairie des savoirs
21, rue des Écoles
75005 Paris
librairie.sh@harmattan.fr
01 46 34 13 71
www.librairieharmattansh.com

www.ingramcontent.com/pod-product-compliance
Lightning Source LLC
LaVergne TN
LVHW051404061026
849535LV00009B/3356